オールカラー

まるごと図解

消化器の見かた

山本誠士

照林社

はじめに

　私が研修医になったころは、大学を卒業したらすぐに外科で働く時代でした。病棟では師長さんから、新人看護師と同様に、何もわからない研修医を「使える医者」にすべくいろいろとご指導いただきました。入職して3日目、術後せん妄の患者さんが、ドレーンを切って血だらけで病棟から帰ろうとしているところに出くわし、上司たちは手術で手が離せない状況のため、師長さんが一緒にやさしく対応してくださった経験から私の医師人生が始まりました。主治医と意見交換し、患者さんやご家族にやさしく接している師長さんの姿が今でも目に焼き付いています。知識や経験だけでなく人間性にも憧れ、同期の看護師と切磋琢磨したことを覚えています。

　そのころから長い年月が経過し、医療の環境が大きく変化してきています。日本人の平均寿命は男女ともに過去最高を更新し続けています。死因別にみてみると上位は3大疾病と呼ばれる「がん、心疾患、脳血管疾患」で、その中でも1位の「がん」の半数以上が「消化器がん」となっています。

　そのため、高齢者は何か症状があれば、「がん」かもしれない、「死ぬ」かもしれない、と不安になりやすく、適切な検査、治療のほかに身体的・精神的サポートが必要になっています。手術治療でも、開腹手術から腹腔鏡下手術が一般的になり、未来の話だと思っていたロボット手術も行われています。また内視鏡治療、化学療法や放射線治療などの発展により、治療の選択肢が広がってきています。

　さらに今後の超高齢社会に向け、日本では「人生100年時代構想」と称して高齢者の雇用を促進しています。そのため、病気を治療し「家」に帰るだけでなく、「社会」にも帰るサポートを行う時代になっていきます。

　このように、病気や治療の知識だけでなく、幅広い領域で患者さんやご家族を支援していく知識が必要な、大変な時代になってきました。

　そんな医療の変化に対応することも大事ですが、どのような症状から病気が見つかって、治療の流れになっていくのかを患者さんやご家族に理解してもらうことが重要です。解剖生理や病気のしくみ、主治医はどういうことに注意しているのか、など基本的な知識を共有しましょう。専門的な「病気」だけを看るのではなく、「患者さん」のトータルケアができるように心がけてほしいと思います。この本によって、少しでも多くの看護師さんが消化器疾患に対しての興味が深まればうれしいです。

2022年5月

山本誠士

CONTENTS

PART 4 消化器 Step Up Care

装丁：小口翔平（tobufune）　本文デザイン・DTP制作：伊延あづさ（アスラン編集スタジオ）
カバー・本文イラスト：みやよしえ

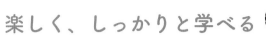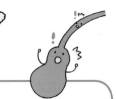

楽しく、しっかりと学べる

本書の特徴と活用法

 **1** ## まずは最初から最後まで読んでみよう

PART1〜4のどこから読み始めてもかまいませんが、診療の流れに沿って、できれば全体を読んでみてください。要点を簡潔にまとめているので、1冊読むのにそれほど時間はかからないと思います。

 **2** ## 解剖生理と疾患（病態）は関連づけて学ぼう

解剖生理と疾患は、一緒に学ぶと理解しやすいです。消化器にはどのようなはたらきがあるのか、疾患を発症するとどうなるのか、患者さんの体の中で起こっていることをイメージしながら、正常と異常を把握しましょう。

 **3** ## 何度もめくってみよう

一度全体を通して読んだら、難しいと感じた部分を中心に繰り返し読んでみましょう。イラストを眺めるだけでも勉強になります。

 **4** ## 検査・治療の知識も身につけよう

疾患の早期発見には適切な診察と検査が不可欠です。PART1〜2に登場する問診、フィジカルアセスメントや主な検査内容はおさえておきましょう。消化器は広範囲のため、検査方法もさまざまです。治療手技も内科的・外科的と多岐にわたります。

 **5** ## 疾患だけでなく、患者さんの全体をみよう

日本人の死因第1位「がん」の半数以上が、「消化器がん」です。何か症状があると患者さんは「がんかもしれない」「死ぬかもしれない」と不安になり、がんだった場合は死の不安を抱えながら、治療方法や療養場所を選択し、生活も続けていかなくてはなりません。診療の流れの中で、いかに看護につなげていくかを意識しながら読んでみてください。

PART 1

消化器疾患の診療①

診察〜検査〜

　消化器症状は、一般診療におけるプライマリケアで最も多い症候の1つです。患者さんはどのような症状が出現したのでしょう。その症状は、どのような病態なのかを把握することが重要です。

　患者さんの症状出現から、かかりつけ医による診察、どのような検査を受けて診断されていくかをみていきましょう。

診察〜検査〜治療の流れを理解していますか？

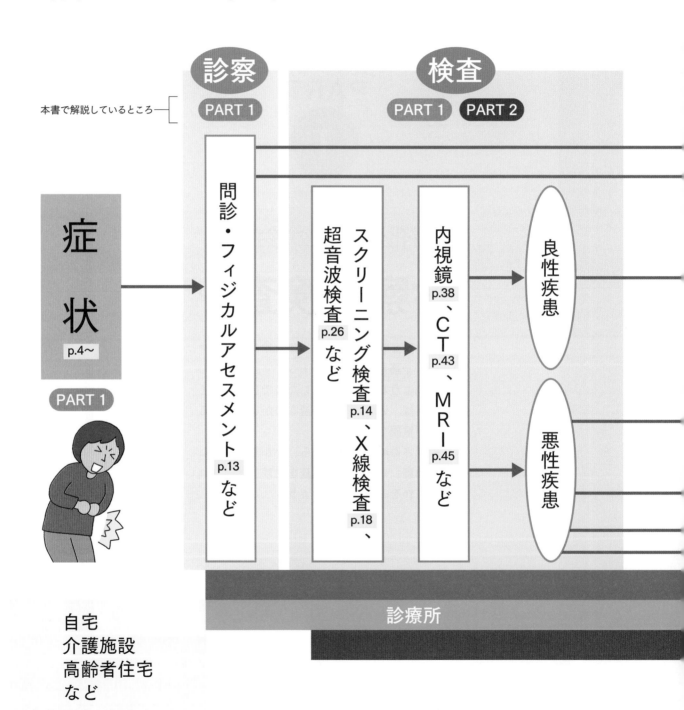

本書で解説しているところ

診察 PART 1

検査 PART 1 PART 2

症状 p.4〜
PART 1

問診・フィジカルアセスメント p.13 など

スクリーニング検査 p.14、X線検査 p.18、超音波検査 p.26 など

内視鏡 p.38、CT p.43、MRI p.45 など

良性疾患

悪性疾患

診療所

自宅
介護施設
高齢者住宅
など

消化器は範囲が多く、疾患や病状により検査・治療が異なりますが、診療の流れ・全体像を把握しておくことはとても大事です。
検査や治療の種類、退院後の療養先の選択肢は広がっています（p.30 参照）。

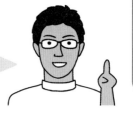

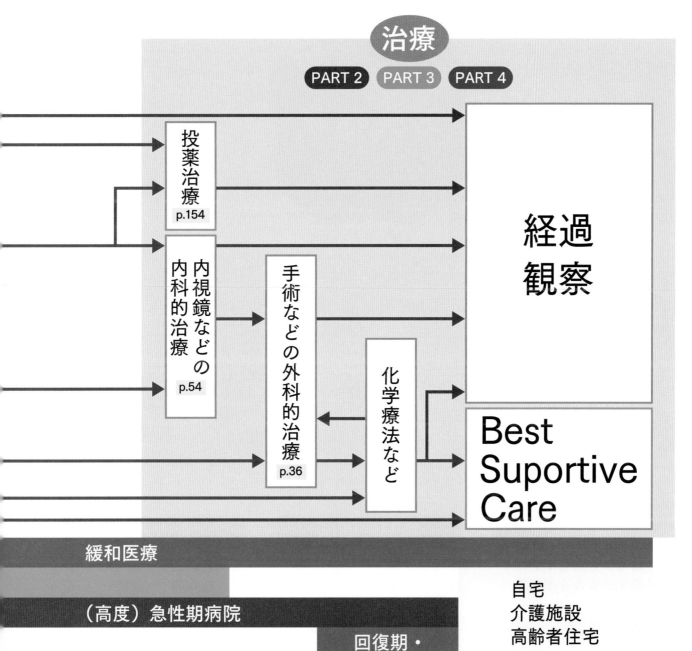

治療

PART 2　PART 3　PART 4

投薬治療
p.154

内視鏡などの内科的治療
p.54

手術などの外科的治療
p.36

化学療法など

経過観察

Best
Suportive
Care

緩和医療

（高度）急性期病院

回復期・慢性期病院

自宅
介護施設
高齢者住宅
など

消化器症状は、一般診療における メジャー症候の１つ

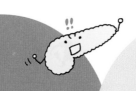

便秘症
腸内に便が長期間
たまった状態
↓
p.5

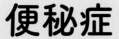

５大症状

下痢症
便が液状または
それに近い状態
↓
p.6

腹痛
一般的だが
多岐にわたる
↓
p.8

悪心・嘔吐
近年では抗がん薬の
副作用でも問題に
↓
p.8

吐血・下血
出血源によって
血の色が異なる
↓
p.10

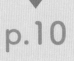

胸やけ

みぞおちから胸骨下あたり
の熱感をともなう不快感

腹部膨満感

おなか全体または部分的に
張った感じがする

食欲不振

食べたい意欲が低下してし
まった状態

特に５大症状について詳しく
みていきましょう。

症状

1

便秘症 便が出ないからといって、すぐに下剤を出しちゃダメ

定義 本来体外へ排出すべき糞便を十分量かつ快適に排出できない状態。

　原因から器質性・機能性に、症状から排便回数減少型・排便困難型に、病態から大腸通過正常型・大腸通過遅延型・便排出障害に分類されています。

慢性便秘症の分類

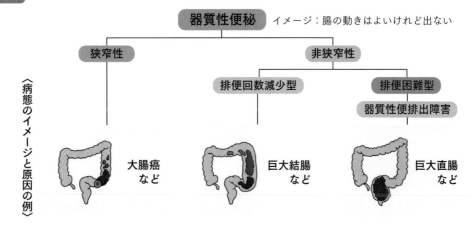

器質性便秘 イメージ：腸の動きはよいけれど出ない

狭窄性 / 非狭窄性 / 排便回数減少型 / 排便困難型 / 器質性便排出障害

〈病態のイメージと原因の例〉

大腸癌 など / 巨大結腸 など / 巨大直腸 など

機能性便秘 イメージ：腸の動きが悪くて出ない

排便回数減少型 / 排便困難型

大腸通過遅延型 / 大腸通過正常型 / 硬便による排便困難 / 機能性便排出障害

〈病態のイメージと原因の例〉

● 特発性（原因不明）
● 症候性：代謝・内分泌疾患、神経・筋疾患、膠原病、過敏性腸症候群　など
● 薬剤性：向精神薬、抗コリン薬、オピオイド系薬　など

● 経口摂取不足（食物繊維摂取不足など）

● 硬便による排便困難・残便感（過敏性腸症候群など）

● 骨盤底筋協調運動障害、腹圧（怒責力）低下
● 直腸感覚、収縮力低下　など

便秘は大きく「器質性便秘」と「機能性便秘」に分類されます。

症状
2

下痢症

便が出すぎるからといって、
すぐに止痢薬を出しちゃダメ

定義 水分の多い液状または泥状の便を頻回に排出する状態で、排便量が1日あたり200gを超える場合。

急性下痢症の9割以上は感染性下痢で、腹痛や発熱を伴うことが多いです。慢性下痢症の原因の大部分は非感染性です。

下痢症の分類

滲出性下痢

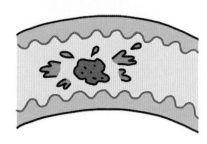

病態

- 炎症により腸管壁の浸透圧性が亢進し、滲出液が多量に腸管内に出る
- 血性下痢になることが多い

原因

急性
- ウイルス性（ノロウイルス、ロタウイルスなど）
- 細菌性（サルモネラ、カンピロバクター、エルシニアなど）
- 虚血性

慢性
- 炎症性（潰瘍性大腸炎、クローン病など）
- 放射線性
- 腸結核

浸透圧性下痢

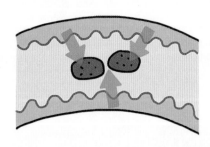

病態

- 高浸透圧性物質により腸管内に多量の水が引きこまれる

原因

急性
- 薬剤性（緩下剤など）

慢性
- 食事性（牛乳、カフェインなど）
- 吸収不良症候群（膵機能不全、炭水化物不耐症、胃・腸管切除後など）

分泌性下痢

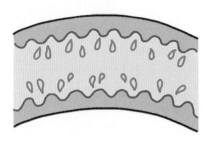

病態

●消化液分泌の異常亢進

原因

【急性】
●細菌性（コレラ、アメーバ赤痢、ブドウ球菌など）

【慢性】
●内分泌腫瘍（ゾリンジャー・エリソン症候群、WDHA症候群、神経内分泌腫瘍など）

腸管運動性下痢

【亢進】

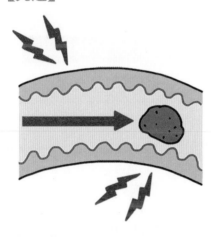

病態

●蠕動の異常亢進

原因

【慢性】
●過敏性腸症候群
●甲状腺機能亢進症

【低下】

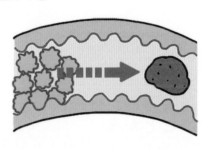

病態

●蠕動の低下により腸内細菌の過剰増殖による

原因

【慢性】
●糖尿病
●強皮症

症状

③ 腹痛 軽い症状から緊急手術となるものまで、判断が難しい

定義 腹部に感じる痛み。

腹痛は消化器で最も多くみられる自覚症状の１つです。

腹痛は主に内臓痛、体性痛、関連痛に分類されます。通常は内臓痛から起こり、体性痛や関連痛を訴えるようになります。

その他、原因不明の腹痛である、機能性ディスペプシアや心因性腹痛もあります。

腹痛の分類

内臓痛	体性痛	関連痛
機序 ● 消化管などの臓器が異常収縮や過伸展することによる知覚神経への刺激で生ずる	**機序** ● 腸間膜、腹膜、横隔膜に分布する痛覚神経へ炎症や刺激が及んで生ずる	**機序** ● 内臓痛や体性痛による刺激が、脊髄内で体表からの知覚神経を刺激することで、対応する皮膚領域に痛みが生じる
特徴 ● 局在がはっきりせず、重苦しい鈍痛や締めつけられるような感じ ● 悪心・嘔吐、冷感を伴うこともある	**特徴** ● 局在がはっきりした、刺すような鋭い痛み ● 体動で痛みが増悪する ● 腹膜刺激症状	**特徴** ● 放散痛とも表現される

症状

④ 悪心・嘔吐 動悸、冷汗、流涎、顔面蒼白、血圧低下などの随伴症状を伴うことが多い

定義 心窩部や前胸部のムカムカとした不快感で、いわゆる吐き気のこと。

嘔吐は、反射性嘔吐と中枢性嘔吐に大別され、何らかの原因により嘔吐中枢が刺激されることで起こります。嘔吐中枢への刺激は大きく４つの経路があると考えられています。

悪心・嘔吐のイメージ

分類	入力経路	原因
反射性嘔吐	末梢から	咽頭や心臓、消化器などからの刺激で誘発され、反射的に起こる
中枢性嘔吐	大脳皮質から	頭蓋内圧亢進によって起こる
	化学受容器引金帯（CTZ）から	薬物、細菌毒素、腫瘍からの誘発物質、代謝物などで刺激される
	前庭器から	薬物や感覚器官への刺激により起こる
その他		精神的ストレスや悪臭から

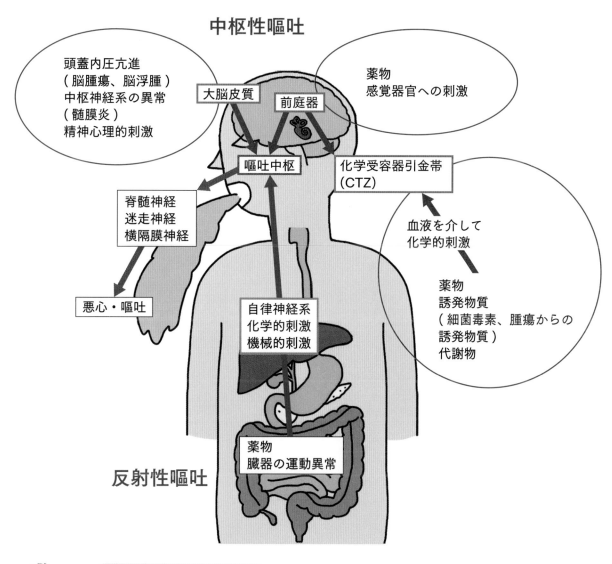

中枢性嘔吐

頭蓋内圧亢進
（脳腫瘍、脳浮腫）
中枢神経系の異常
（髄膜炎）
精神心理的刺激

薬物
感覚器官への刺激

大脳皮質　前庭器

嘔吐中枢　化学受容器引金帯
（CTZ）

脊髄神経
迷走神経
横隔膜神経

血液を介して
化学的刺激

悪心・嘔吐

薬物
誘発物質
（細菌毒素、腫瘍からの
誘発物質）
代謝物

自律神経系
化学的刺激
機械的刺激

薬物
臓器の運動異常

反射性嘔吐

近年では、がん薬物療法に
よって発現する悪心・嘔吐
も少なくありません。

症状

5

吐血・下血

出血量が多いと頻脈や尿量減少、重症化すると出血性ショックになることもある

定義 血液が混ざったものを吐出・排出すること。

※本来、上部消化管（食道、胃、十二指腸）からの出血が便に出ることを下血、下部消化管（小腸、大腸）からの出血は血便と定義されるが、上部・下部消化管出血により便に血が混じることを総称されることが多い。

吐血の性状は、出血の部位、出血量、時間経過で変化します。胃酸にさらされる時間が長いほど、鮮血 ➡ コーヒー残渣様 ➡ 黒色 と変化します。

下血の性状は、上部消化管からの出血が胃酸や腸液などの影響で、黒色便やタール便となります。小腸から大腸の出血では暗赤色、肛門に近い大腸や直腸からの出血では鮮血となります。

吐血・下血のイメージ

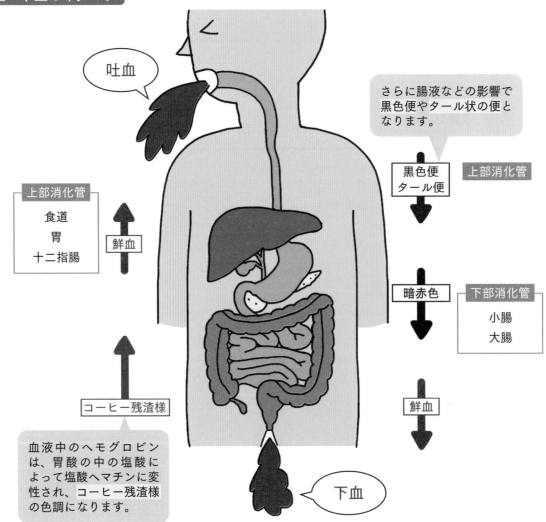

消化器疾患の診察

POINT

① 症状の原因を調べ、異常の有無を確認する

　消化器症状がどのような病態で、原因が何かを考えていきましょう。検査は目的に応じて、まずは簡単で、侵襲（痛み、時間、お金）の少ないものから始めていきます。病気ではなく患者さんを看てほしいので、問診・フィジカルアセスメントを大事にしてください。

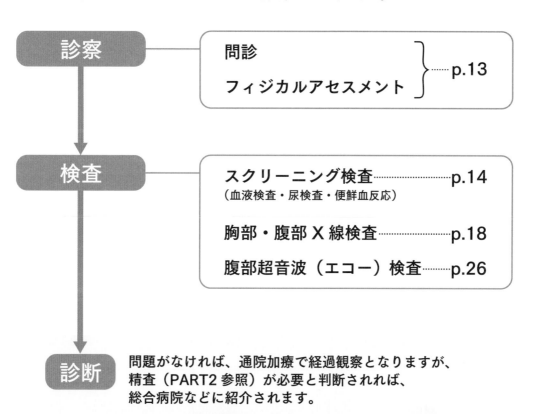

診察

問診
フィジカルアセスメント 　……p.13

検査

スクリーニング検査──────p.14
（血液検査・尿検査・便鮮血反応）

胸部・腹部 X 線検査──────p.18

腹部超音波（エコー）検査──────p.26

診断

問題がなければ、通院加療で経過観察となりますが、精査（PART2 参照）が必要と判断されれば、総合病院などに紹介されます。

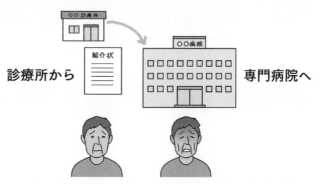

診療所から　　　　　　　　　　専門病院へ

消化器領域で行われる主な検査

	検査名	メリット	デメリット
検査技師でも OK（検者）	基本的検査（血液検査・尿検査、便鮮血反応 p.14〜17、X 線検査 p.18〜25）	比較的、簡単・早い・安い	●あまり詳しくはわからない
	腹部超音波（エコー）検査 p.26〜28	被曝なく、比較的簡単に検査が可能	●消化管の検査は難しく、検者の技量で差がつく
	CT 検査 p.43〜44	比較的、簡単・早い、客観的に詳細な検査が可能	●被曝あり ●造影剤アレルギーがあると単純 CT のみの検査になる
	MRI 検査 p.45	被曝なく、比較的、簡単、客観的に詳細な検査が可能	●時間がかかる ●動く臓器の検査は難しい ●閉所恐怖症や体内に金属があると実施できない
	PET-CT 検査 p.46〜47	比較的、簡単・早い、客観的に詳細な検査が可能	●被曝あり ●CT・MRI の補助的診断 ●糖尿病患者は実施できない
	消化管造影検査 p.48〜49	比較的、簡単・早い	●被曝あり ●同時に生検や治療ができない ●検者の技量で差がつく
医師のみ（検者）	消化管内視鏡検査 p.38〜41	同時に生検や治療ができる	●検者の技量で差がつく ●出血や穿孔などの合併症の可能性がある
	ERCP（内視鏡的逆行性胆管膵管造影）p.42	胆管、膵管の詳細な検査ができる、同時に生検や治療ができる	●被曝あり ●検者の技量で差がつく ●出血、穿孔や膵炎などの合併症の可能性がある

医師が行う検査は、侵襲（痛み、時間、お金）を有する検査が多いです。

POINT

② 問診で患者さんの基本情報を
確認する

　問診では身体的情報だけでなく、いろいろな情報を聴取することで患者さんの人物像を把握します。ここで患者さん・家族との信頼関係の第一歩を築くことが重要です。

POINT

③ 問診をとりながら、
全身を観察する

　身長、体重などの身体測定、バイタルサイン測定も行います。

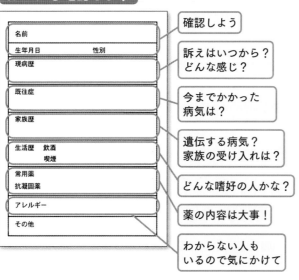

カルテを確認しよう

名前	
生年月日	性別
現病歴	
既往症	
家族歴	
生活歴 飲酒 喫煙	
常用薬 抗凝固薬	
アレルギー	
その他	

確認しよう

訴えはいつから？
どんな感じ？

今までかかった
病気は？

遺伝する病気？
家族の受け入れは？

どんな嗜好の人かな？

薬の内容は大事！

わからない人も
いるので気にかけて

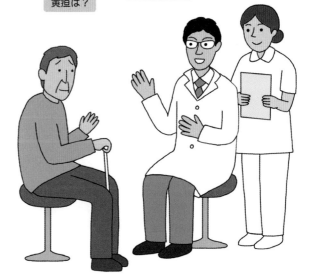

フィジカルアセスメントは
視て！　聴いて！　感じて！

| 視 | ADLは？
表情は？
目線は？
貧血は？
黄疸は？ | 聴 | 話し方は？
呼吸の音は？
心臓の音は？
蠕動の音は？ | 触 | ガスが多いか？
腹痛はあるか？
何か触らないか？ |

13

消化器疾患の基本的検査

POINT

1

スクリーニング検査を行い、異常がないか確認する

血液を採取して、さまざまな異常を調べます。主な検査項目は以下の内容です。

総タンパク（TP）

基準範囲 ▶ 6.5 〜 7.9 (g/dL)

異常 ▶ 6.1 以下、8.4 以上

アルブミン（ALB）

基準範囲 ▶ 3.9 以上 (g/dL)

異常 ▶ 3.6 以下

血液中の総タンパクの量を表し、最も多く含まれるのがアルブミンです。低い場合は栄養障害やがんなど、高い場合は慢性炎症や脱水などを疑います。

AST（GOT）

基準範囲 ▶ 30 以下 (U/L)

異常 ▶ 51 以上

ALT（GPT）

基準範囲 ▶ 30 以下 (U/L)

異常 ▶ 51 以上

心臓、筋肉、肝臓に多く存在する酵素です。高い場合は、急性肝炎、慢性肝炎、脂肪肝、肝臓がんなどを疑います。

γ-GPT

基準範囲 ▶ 50 以下 (U/L)

異常 ▶ 101 以上

肝臓や胆道に異常があると数値が上がります。高い場合は、アルコール性肝障害、慢性肝炎、胆汁うっ滞、薬剤性肝障害などを疑います。

アミラーゼ（AMY）

基準範囲 ▶ 40 〜 122 (U/L)

異常 ▶ 123 以上

膵臓や唾液腺から分泌される消化酵素です。高い場合は急性膵炎、慢性膵炎、膵臓がん、唾液腺の疾患などを疑います。

※ p.14 〜 16 の検査基準値は参考値です。測定法によっても異なるため、自施設の基準をご確認ください。

血中尿素窒素（BUN）

基準範囲 7 〜 23 (mg/dL)

異常 24 以上

タンパク質が代謝され尿素となって腎臓から排泄されます。最も多く含まれるのが BUN です。クレアチニンとあわせて腎機能の指標とします。

クレアチニン（Cr）

基準範囲 男性：1.0 以下 (mg/dL)
女性：0.7 以下

異常 男性：1.3 以上
女性：1.0 以上

アミノ酸のクレアチンが代謝されクレアチニンとなって腎臓から排泄されます。筋肉量によって異なるため男女差があります。数値が高いと、腎機能低下を疑います。

尿酸

基準範囲 2.0 以下 (mg/dL)

異常 9.0 以上

プリン体が代謝された老廃物です。尿酸の産生・排泄のバランスを調べます。
数値が高いと、高尿酸血症や尿酸結石になりやすくなります。

ナトリウム（Na）

基準範囲 135 〜 150 (mEq/L)

異常 134 以下 151 以上

水分調整や浸透圧にかかわり、バランスが崩れると意識障害を引き起こすことがあります。

カリウム（K）

基準範囲 3.5 〜 5.0 (mEq/L)

異常 3.4 以下 5.1 以上

筋肉や神経系と深くかかわり、腎臓で排泄されるため腎機能低下があると数値が上昇し、6.5 を超えると重症不整脈から心停止に至る危険があります。

クロール（Cl）

基準範囲 96 〜 110 (mEq/L)

異常 95 以下 111 以上

血液の浸透圧や酸塩基平衡の維持にかかわっています。

カルシウム（Ca）

基準範囲 ▶ 8.5 〜 10.5 (g/dL)

異常 ▶ 8.4 以下 10.6 以上

骨の素になったり、筋肉運動にかかわっています。

総コレステロール

基準範囲 ▶ 140 〜 200 (mg/dL)

異常 ▶ 130 以下 221 以上

血中の総コレステロールの量を表し、高値が続くと動脈硬化を進行させます。

中性脂肪（TG）

基準範囲 ▶ 30 〜 150 (mg/dL)

異常 ▶ 500 以上

体内で最も多い脂肪で、糖質がエネルギーに変化して脂肪に変化したものです。高値が続くと動脈硬化を進行させます。

HDL コレステロール

基準範囲 ▶ 40 〜 120 (mg/dL)

異常 ▶ 29 以下

善玉コレステロールと呼ばれ、LDL コレステロールを回収します。低いと動脈硬化を進行させます。

LDL コレステロール

基準範囲 ▶ 60 〜 120 (mg/dL)

異常 ▶ 180 以上

悪玉コレステロールと呼ばれ、血管壁に蓄積して動脈硬化を進行させます。

C反応性タンパク（CRP）

基準範囲 ▶ 0.3 以下 (mg/dL)

異常 ▶ 1.0 以上

細菌・ウイルス感染やがんなどにより組織の障害が起きると増加する、急性反応物質です。

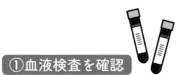

①血液検査を確認

項目名	結果	項目名	結果	項目名	結果
総タンパク（TP）	栄養状態は？	総コレステロール	脂質異常は？	白血球数	
アルブミン（ALB）		中性脂肪（TG）		赤血球数	
旧アルブミン換算値		・脂質異常診断値		ヘモグロビン量	貧血は？
アルブミン／グロブリン比		HDL コレステロール		ヘマトクリット値	
総ビリルビン		・脂質異常診断値		平均赤血球容積	
直接ビリルビン		LDL コレステロール		平均赤血球 HGB 量	
間接ビリルビン		・脂質異常診断値		平均赤血球 HGB 濃度	
AST（GOT）		LDL-C/HDL-C 比		血小板数	
ALT（GPT）	肝胆道系の機能は？	C 反応性タンパクCRP	炎症反応は？	白血球分類	
LD（IFCC）		血糖値（血清）	糖尿は？	好中球	
ALP（IFCC）		溶血		単球	
γ-GTP		乳び		好酸球	バランスは？
コリンエステラーゼ（CHE）		HBs 抗原定性		好塩基球	
LAP		HBs 抗原判定		リンパ球	
クレアチンキナーゼ（CK）		HCV 抗体		ペル陰性大型細胞	
アミラーゼ（AMY）	膵機能は？	HCV 抗体判定	感染症は？	好中球数	
血中尿素窒素		HIV 抗原・抗体		総リンパ球数	
尿酸	腎機能は？	梅毒 TP 抗体定性		プロトロンビン (PT) 時間	
クレアチニン（Cr）		梅毒 RPR 定性		PT-%	
糸球体濾過量				PT-秒	止血機能は？
ナトリウム（Na）	電解質バランス異常は？			PT-INR	
カリウム（K）				PT 比	
クロール（Cl）		ABO 式血液型	血液型は？	APTT	
カルシウム（Ca）		Rh 血液型		D-ダイマー	
鉄 (Fe)					

②尿検査を確認

項目	判定結果	
白血球	（−）〜（＋＋＋）	感染の可能性は？
潜血	（−）〜（＋＋＋）	結石や腫瘍の可能性は？
糖	（−）〜（＋＋＋）	糖尿は？
タンパク	（−）〜（＋＋＋）	腎機能低下？
pH	pH 5〜7	結石になりやすい？
比重	1.010 〜 1.030	水分バランスは？

③（必要に応じて）便潜血反応を確認

項目	判定結果	
1回目	（−）〜（＋）	便に血が混じっていないか？腫瘍の可能性は？
2回目	（−）〜（＋）	

X線検査で異常像がないことを確認する

胸部X線の正常画像

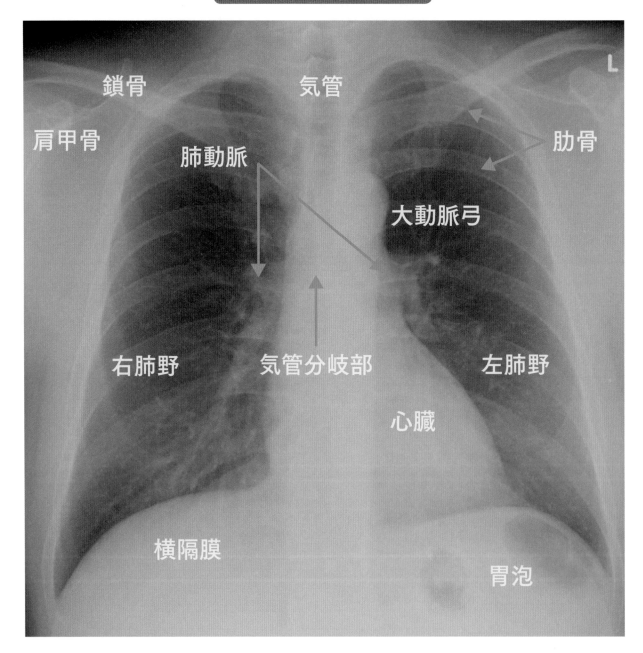

X線検査は、目的の部位にX線を照射し、通過したものを画像化したものです。**骨のように硬いものはX線が吸収され通過しにくく（白）、空気はX線が吸収されずに通過しやすい（黒）**といったように、臓器によって異なるX線吸収率の差を白黒の濃淡で画像をつくっています。

正常ではどのように見えるのか
基本はおさえておきましょう。

腹部X線の正常画像

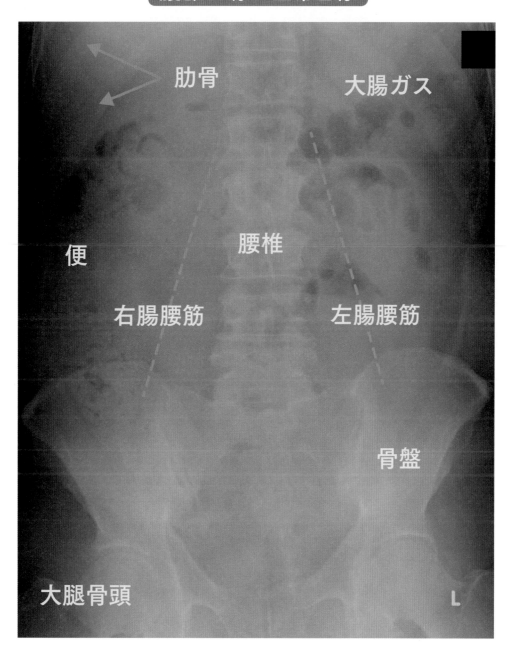

胸部Ｘ線の確認ポイント

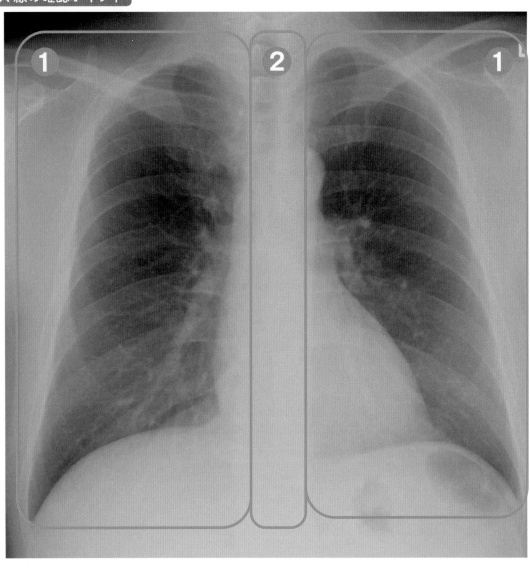

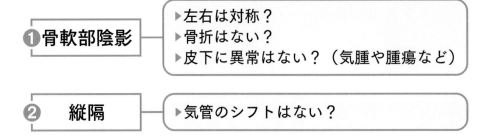

❶骨軟部陰影	▶左右は対称？ ▶骨折はない？ ▶皮下に異常はない？（気腫や腫瘍など）
❷ 縦隔	▶気管のシフトはない？

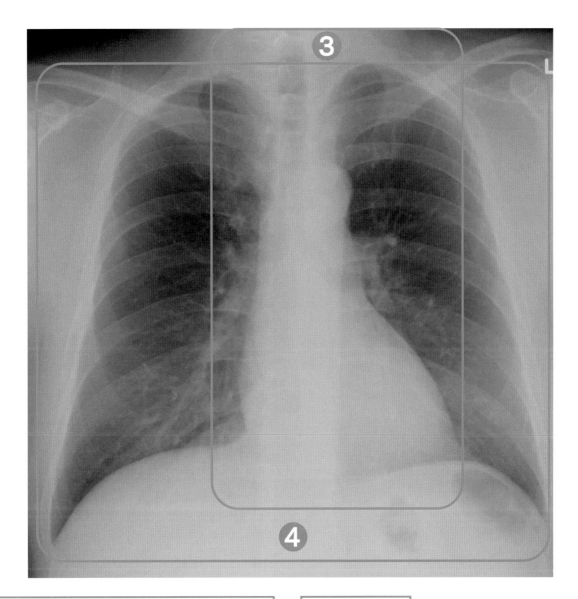

❸ 心胸郭比（CTR）の異常は？

❹ 肺野

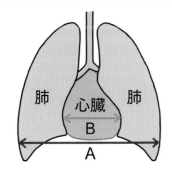

$$\underset{\text{(cardio thoracic ratio)}}{\text{CTR}} = \frac{\text{B（心臓の横幅）}}{\text{A（胸郭の横幅）}} \times 100\%$$

▸横隔膜の高さは？
▸肋骨横隔膜角
　（costophrenic angle：CPA）は鋭い？
▸肺紋理（肺動静脈陰影）はずっとある？
　（気胸など）
▸異常陰影はない？
　（すりガラス陰影、粒状影、網状影、
　腫瘤影など）
▸横隔膜下に free air はない？

胸部 X 線の診断

胸部 X 線 症例 1

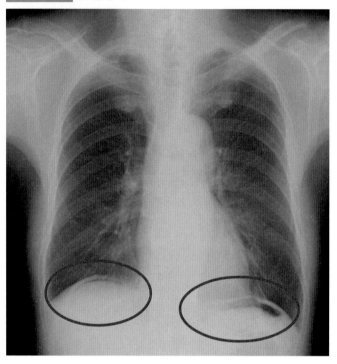

- ▶胸郭は左右対称
- ▶骨折なし、皮下腫瘍なし
- ▶気管は正中位
- ▶CTR：43％で心拡大なし
- ▶両肺野に肺炎を疑う浸潤陰影なし
- ▶両肺野の末梢まで肺紋理が追える
- ▶両側 CPA は鋭で、胸水貯留なし
- ▶横隔膜下に free air あり
  （消化管穿孔の可能性あり）

診断

大腸切除後 1 日目
術後早期の X 線は air が残存

胸部 X 線 症例 2

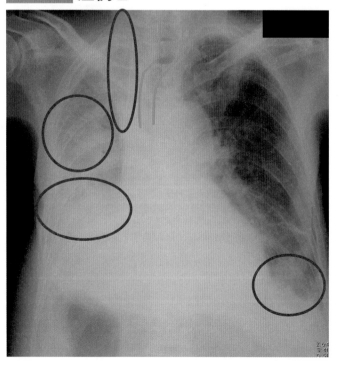

- ▶胸郭は左右対称
- ▶右内頸静脈より中心静脈カテーテルが挿入されている
- ▶気管は右にシフトしており無気肺を認める（肺切除後変化）
- ▶CTR：45％で心拡大なし
- ▶右肺野に誤嚥性肺炎を疑う浸潤陰影あり
- ▶横隔膜の高さに左右差あり（肺切除後変化）
- ▶両側 CPA は鈍で、胸水貯留あり

診断

肺切除後変化、無気肺、誤嚥性肺炎、両側胸水貯留

胸部X線 症例3

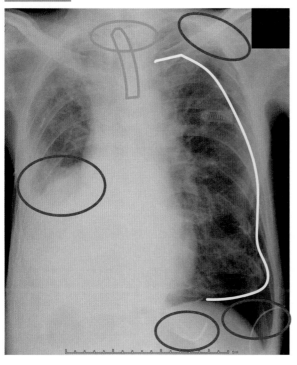

▸胸郭は左右対称
▸気管切開チューブが挿入されている
▸経鼻胃管が挿入されている
▸CTR：43％で心拡大なし
▸横隔膜の高さに左右差あり（肺切除後変化）
▸右CPAは鈍で、胸水貯留あり
▸左胸腔ドレーンが挿入されている
▸左肺は末梢まで肺紋理が追えず、気胸を認める（肺の輪郭は黄色のライン）

診断

肺切除後変化、右側胸水貯留、左胸腔ドレナージ後、左気胸

胸部X線 症例4

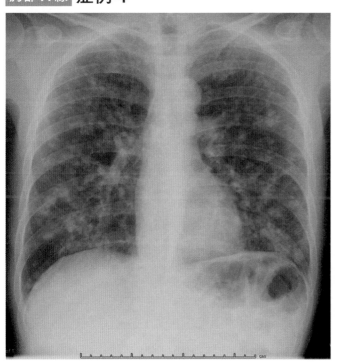

▸胸郭は左右対称
▸骨折、皮下腫瘍なし
▸CTR：40％で心拡大なし
▸横隔膜の高さに左右差なし
▸両側CPAは鋭で、胸水貯留なし
▸両肺野に腫瘤陰影を認める

診断

直腸癌術後、多発肺転移

腹部 X 線の確認ポイント

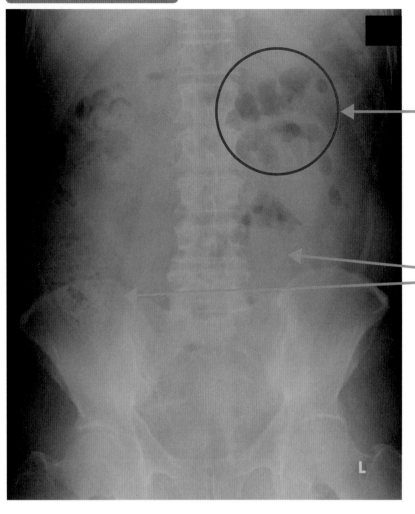

▶骨軟部陰影に異常はないか？
▶ニボーなどイレウス・腸閉塞を疑う異常ガスはないか？
▶異常な石灰化所見はないか？

▶腹水で腸腰筋の輪郭が消失していないか？

腹部 X 線の診断

腹部 X 線 症例 1

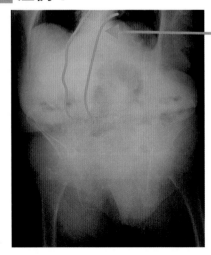

▶著明な側弯のため皮膚のたるみを認める（亀背が強く仰臥位の姿勢が困難と予想）

↓

大腸癌術前の X 線検査
手術の体位につき、主治医、手術室と相談

診断

大腸癌術前（95 歳）、側弯症

腹部X線 症例2

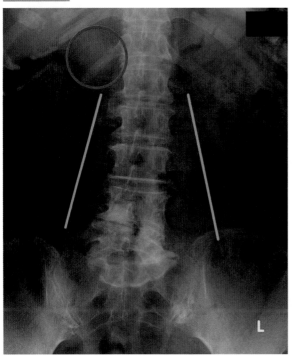

- ▶側弯は認めない
- ▶肋軟骨に年齢変化の石灰化を認める
- ▶ニボーなどイレウス・腸閉塞を疑う異常ガスなし
- ▶腸腰筋のラインが確認でき、腹水貯留なし
- ▶右肋弓下に石灰化を認め、胆石を認める

診断

胆囊結石症

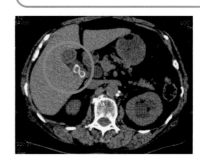

腹部X線 症例3

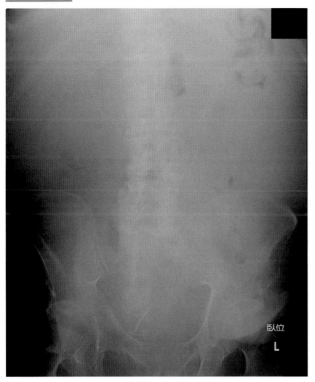

- ▶軽度の側弯を認める
- ▶ニボーなどイレウス・腸閉塞を疑う異常ガスなし
- ▶全体的に透過性が亢進し（白っぽい）腸腰筋のラインは確認できず、腹水貯留を認める

診断

腹水貯留（肝硬変）

POINT

③ 腹部超音波（エコー）検査で 臓器や血管などの異常を確認する

腹部超音波（エコー）検査は、腹部領域の第1選択とされることが多いです。

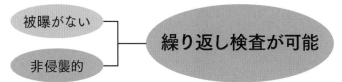

被曝がない

非侵襲的

繰り返し検査が可能

腹部超音波検査で調べる臓器

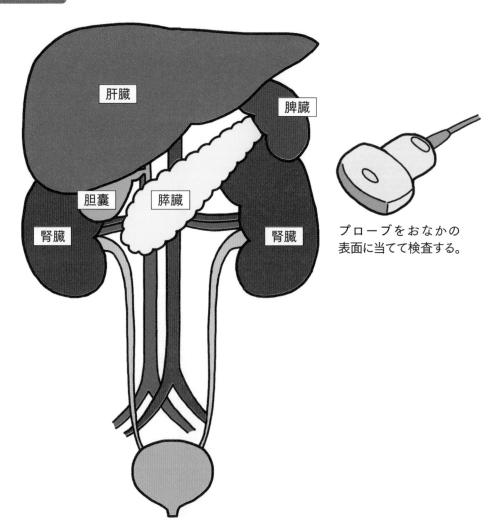

肝臓

脾臓

胆嚢　膵臓

腎臓　　　　腎臓

プローブをおなかの
表面に当てて検査する。

腹部超音波検査の確認ポイント

肝臓

p.103 参照

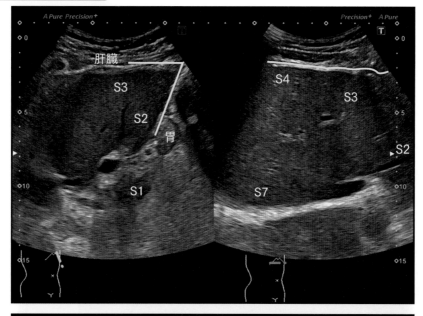

肝臓

S3

S2

胃

S1

S4

S3

S2

S7

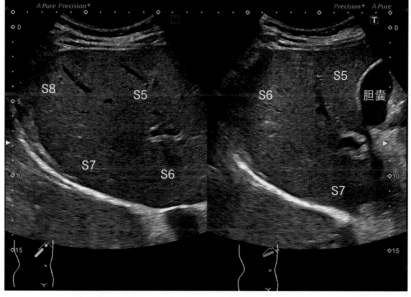

S8

S5

S7

S6

S6

S5

胆囊

S7

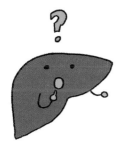

- □辺縁が鋭か鈍か？
  ↳ 画像はやや鈍
- □表面は平滑か？
  ↳ 画像はやや凹凸あり
- □内部は均一か？
  ↳ 画像はややまだら
- □脈管を確認し、S1-8 に病変がないか？
  ↳ 画像は腫瘤などなし

診断

脂肪肝から軽度の肝硬変

胆嚢　p.108 参照

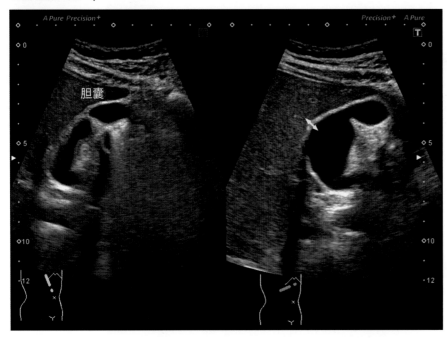

胆嚢

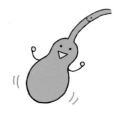

□炎症や胆嚢腺筋症
などによる壁肥厚
はないか？
　↳画像は異常なし

□内腔に腫瘍や結石
はないか？
　↳画像は異常なし

膵臓　p.112 参照

画像内の点線は
膵臓の輪郭

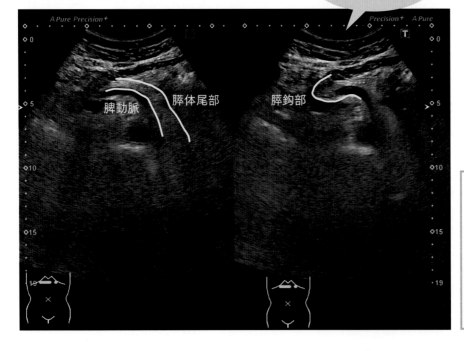

脾動脈　膵体尾部　膵鉤部

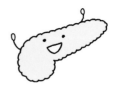

□炎症などはないか？
　↳画像は異常なし

□腫瘍はないか？
　↳画像は異常なし

□膵管の拡張や結石
はないか？
　↳画像は異常なし

Case Conference｜直腸癌の阪神虎男さんの場合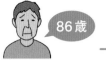

❶診察〜検査〜診断

半年前から便秘を自覚していたが、昨日排便したところ、便に血が混じっていたため、かかりつけの消化器内科を受診された。

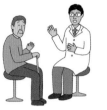

- ●採血、胸腹部X線、上部消化管内視鏡検査（p.38参照）には特記すべき異常所見は認めなかった。
- ●下部消化管内視鏡検査（p.40参照）にて下部直腸に2型：潰瘍限局型の腫瘍を認めた。
- ●生検での結果では直腸癌と診断された。
- ●見た目から進行癌で内視鏡治療は困難と診断され、専門病院の外科へ紹介となる。

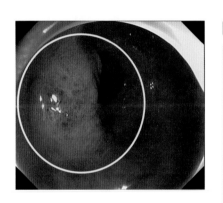

紹介状

名前	阪神虎男		
生年月日	0000年0月00日	性別	男
現病歴	半年前から便秘を自覚され、排便時に出血が混じるとのことで当院を受診されました。 下部消化管内視鏡検査を行ったところ、下部進行直腸癌を認めました。貴院での精査・加療をお願いいたします。		
既往症	高血圧症、虫垂炎手術（75年前）		
家族歴	不詳		
生活歴	飲酒　なし 喫煙　15本/日　60年		
常用薬 抗凝固薬	アムロジピン、酸化マグネシウム なし		
アレルギー	なし		
その他			

➡❷専門病院での精査（p.50）へ
※ Case Conference（p.29, 50, 61, 123）の患者さんは「仮名」です。

Coffee break 緩和医療はがん終末期に行う治療？

答えは「NO」です！

　患者さん・家族の精神的な苦痛は、はじめて対面したときから緩和する必要があると考えています。関係ない雑談などから、信頼関係を築くことも大切です。そのため、初対面のときに「笑顔であること」「聞く姿勢をもつこと」「安心してもらうこと」を心がけましょう。それが緩和医療のスタートにつながります。

Coffee break 医療体制「これまで」と「これから」☕

超高齢社会を迎えるにあたり、この2、30年当たり前とされてきた医療体制が変わりつつあります。

従来は自宅、診療所、病院のみのやりとりであったのに対し、自宅、入所施設、診療所、（高度）急性期病院、退院後は回復期病院や慢性期病院へ移るのか、それとも自宅や施設で療養を続けるのか、訪問看護などのサービスの考慮もますます必要となってきます。

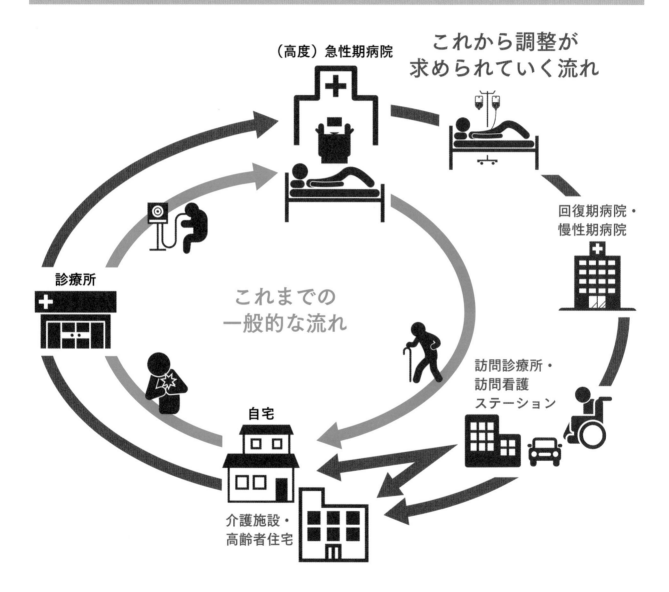

PART 2

消化器疾患の診療②

〜精査〜入院・治療

　かかりつけ医で診察され、専門の検査が必要と判断されました。どのような検査を受けて診断され、治療されていくか、全体像として大腸癌を例にみていきましょう。

　また近年では、患者さんの安全な入院生活や退院支援を行う PFM（patient flow management）の重要性が高まってきています。退院後も、患者さん・家族が安心して生活が送れるように多職種と連携してプランを立てていきましょう。

消化器癌診療の全体像

POINT

1 消化器で重要な疾患の代表は、"がん"

自覚症状があり「精密検査が必要」となると、患者さんはとても不安になります。

> 病気かも
> しれない

> 病気って「がん」
> なのでは？

> 「がん」＝「死」？

　まず、実際に病気なのかどうか、**それは「がん」なのか「良性」なのか、放っておいても大丈夫なのか治療が必要なのか**が、とても重要です。

POINT

2 がんは種類、進行度によって、治療や予後が異なる

　「がん」は**上皮性悪性腫瘍の癌**や**非上皮性悪性腫瘍の GIST（消化管間質腫瘍）、神経内分泌腫瘍（カルチノイド）、肉腫や悪性リンパ腫**などが含まれます。

「がん」と「癌」

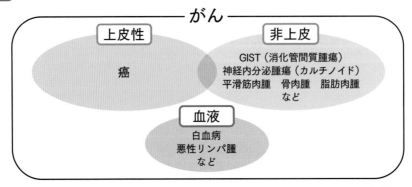

すべての悪性腫瘍を総称して「がん」、上皮組織（体の外部とつながっている）が癌化したものを「癌」と、表記が使い分けられています。
本書の表記もそれに準拠しています。

PART

2

消化器癌診療の
全体像

消化器の精査

内視鏡検査・
治療

入退院支援

また、癌であっても、進行度によって予後は異なります。TNM分類や取扱い規約のステージ分類があり、ステージによって治療が変わるので、以下の点が重要です。

消化管では

「腫瘍の大きさ、深達度」
「リンパ節転移の有無」
「肺や肝臓などの遠隔転移の有無」

肝胆膵では

「腫瘍の大きさ、個数」
「脈管への広がり」

そのため、**内視鏡検査や透視検査、超音波、CT、MRI、PET検査**などが必要になります。

癌は、なぜ治療が必要なのでしょうか。

消化管では

「癌がえぐれて、出血する」
「癌が大きくなって、
管腔をふさいで狭窄する」

肝胆膵では

「癌が壊死して、感染する」
「癌が広がって、
機能不全となる」

共通して

「転移」する
可能性がある

癌でなくても、最終的診断は病理検査によって決まるので、術前鑑別が難しい場合は非上皮性腫瘍や消化管悪性リンパ腫であっても癌の手術に準じて行われることが多いです。

POINT

③

消化器の癌治療は
転移の有無が選択のカギとなる

以前は手術しかなく、一番データが蓄積されているので、現在も癌治療の基本は手術と考えましょう。

リンパ節転移がない腫瘍の場合

内視鏡治療

EMR
（内視鏡的粘膜切除術：endoscopic mucosal resection）
ESD
（内視鏡的粘膜下層剥離術：endoscopic submucosal dissection）
などで 腫瘍を縮小させる

手術を有用に進める

術前化学療法　化学放射線療法

リンパ節転移がある腫瘍の場合

術後に化学療法を追加 すること
で、予後の改善が見込まれる　補助化学療法

手術で治癒切除困難な転移 に
対して　全身化学療法

など

消化器癌の治療方針は原則ガイドラインに従って決定される

　日本では、消化器癌は「治療ガイドライン」に従って治療方針が決まります。例えば肺や肝臓などの遠隔転移のない大腸癌では、腫瘍の「見た目」から「内視鏡的摘除」なのか「外科的切除」なのかを考慮し、最終的には顕微鏡で病理診断を行います。

　外科的切除にはアプローチとして「おなかからの手術」と「お尻からの手術」があります。おなかからの手術の中で、バッサリ切る「開腹手術」と小さい傷からカメラを入れて行う「腹腔鏡手術」があります。腹腔鏡手術は数か所の小さな傷で手術しますが、「ロボット手術」や、1つの傷だけでする「単孔式手術」も含まれます。「経肛門手術」も、「直視下」にお尻に近い場所だけの手術から、お尻からカメラを入れて行う「内視鏡下手術」、おなかからの「腹腔鏡手術」とお尻からの「内視鏡下手術」とを組み合わせたりと、手術の方法も発展してきています。

おなかからの手術の例

開腹手術	腹腔鏡手術	ロボット手術

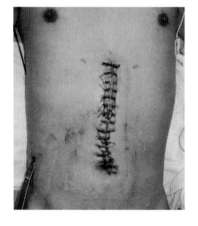 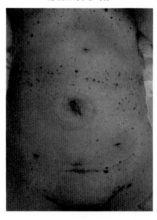 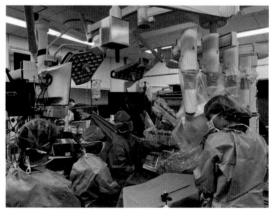

腹腔鏡手術

━ メリット ━

術者にとって
- 拡大されるので正確な切除範囲が決定できる
- 気腹圧によって、出血が少ない
- 助手も同じ画面を確認でき、動画を繰り返し見ることができるため、手技の均てん化・教育に有利

患者にとって
- 整容性がよい
- 創部が小さく、痛みが少ない
- 早期離床が可能で、飲食再開が早い
- 癒着が少なく、イレウス・腸閉塞が少ない

━ デメリット ━

術者にとって
- 手術時間が長くなることがある
- 術中出血や他臓器損傷の対応に技術を要する
- 使用する手術機器の多くがディスポーザブル（使い捨て）で高価

患者にとって
- 治療費が高くなることがある
- 開腹手術に比べて、予後などの成績データが議論されている

見た目が粘膜内癌または粘膜下層癌の治療方針

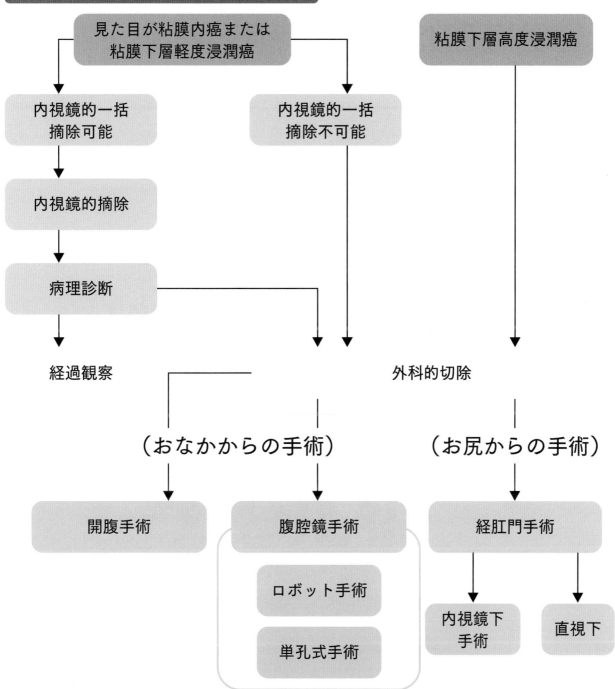

見た目が粘膜内癌または
粘膜下層軽度浸潤癌

粘膜下層高度浸潤癌

内視鏡的一括
摘除可能

内視鏡的一括
摘除不可能

内視鏡的摘除

病理診断

経過観察

外科的切除

（おなかからの手術）

（お尻からの手術）

開腹手術

腹腔鏡手術

ロボット手術

単孔式手術

経肛門手術

内視鏡下
手術

直視下

大腸癌研究会編：大腸癌治療ガイドライン 医師用 2022年版 . 金原出版 , 東京 , 2022：12, 15, 19, 21, 57. を参考に作成

最近では、治療方針について相談できるセカン
ドオピニオンも、より一般的になってきました。

5 切除範囲はリンパ節転移の可能性による

　癌の手術は、腫瘍がある消化管だけでなく、たくさんの組織がついた長い消化管を切除されます。これは転移しているかもしれないリンパ節を含む血管をまとめて取る必要があるからです。

　大腸癌であれば、**粘膜下層1500μmより深いと、腸の外にあるリンパ節に転移する**可能性があります。

大腸癌の腫瘍が深いと…

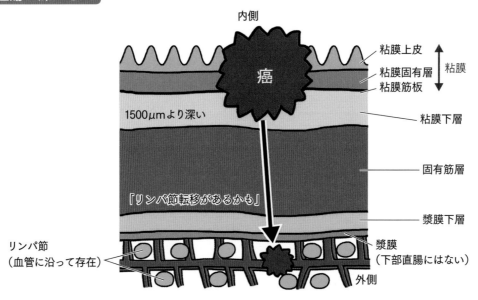

内側

癌

粘膜上皮
粘膜固有層 } 粘膜
粘膜筋板

1500μmより深い

粘膜下層

固有筋層

「リンパ節転移があるかも」

漿膜下層

リンパ節
（血管に沿って存在）

漿膜
（下部直腸にはない）

外側

切除した大腸癌の腫瘍

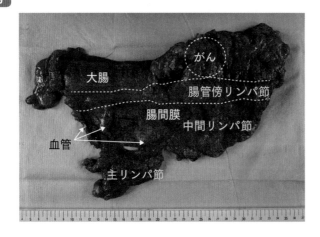

がん

大腸

腸管傍リンパ節

腸間膜

中間リンパ節

血管

主リンパ節

大腸のリンパ節

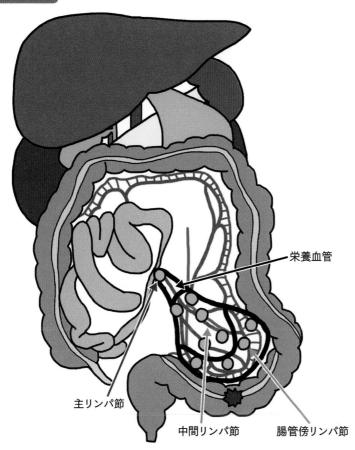

栄養血管

主リンパ節

中間リンパ節　　　　腸管傍リンパ節

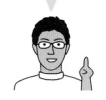

リンパ節は腸管に近いところにある「腸管傍リンパ節」、栄養血管の根部付近の「主リンパ節」、その間の「中間リンパ節」に分けられます。

　良性腫瘍として手術しても、病理検査で悪性と診断されることもまれにあり、腸管傍リンパ節まで郭清を行います（D1 郭清）。**早期癌なら、腸は腫瘍から 5 cm ずつ、リンパ節は「中間リンパ節」まで取る（D2 郭清）、進行癌なら、腸は腫瘍から 10cm ずつ、リンパ節は「主リンパ節」まで取る（D3 郭清）**と決められています。

リンパ節の切除範囲の例

早期癌	進行癌

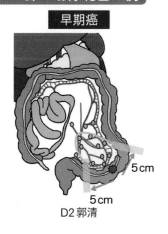

5cm

5 cm

D2 郭清

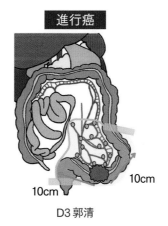

10cm

10cm

D3 郭清

血管が切除されると、栄養が途絶え消化管は腐ってしまうので、腫瘍がないところの消化管までまとめて取らなければならないのです。

専門病院で行われる消化器の精査

精査

① 上部消化管内視鏡検査

▶**胃カメラ**とも呼ばれ、咽頭、食道、胃、十二指腸下行脚までの
観察ができ、疾患の有無を確認します。

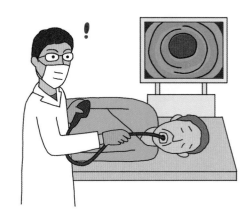

食道

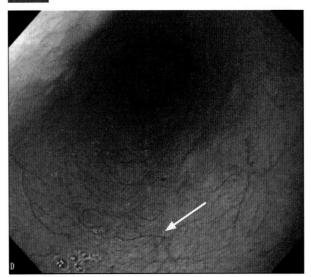

粘膜上皮は重層扁平上皮のため、白
色・透明で表面平滑である。正常は
表在性血管網（矢印）が透見できる。

食道胃接合部

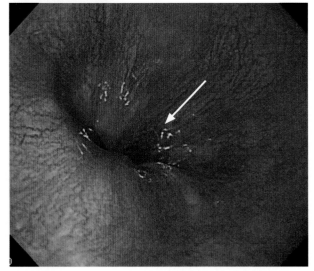

食道の扁平上皮と胃の円柱上皮の境
界（矢印）。

胃穹窿部

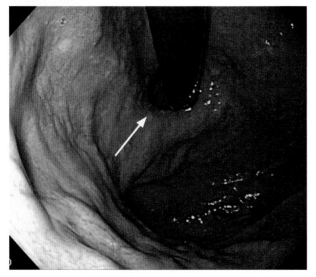

食道裂孔ヘルニアを認める（矢印）。

胃体部

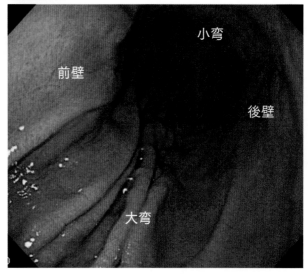

小弯

前壁

後壁

大弯

正常な円柱上皮に覆われ、膨らみも
良好。

胃角部

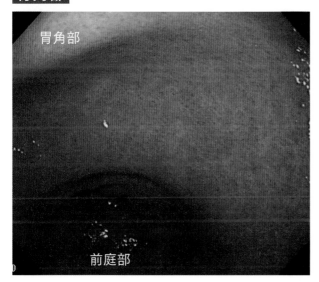

胃角部

前庭部

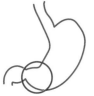

胃角部は鋭で潰瘍瘢痕などは見られ
ない。

胃前庭部

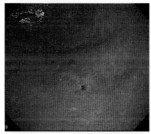

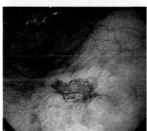

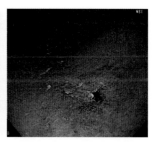

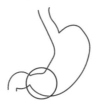

前庭部大弯に2cm大、褪色（たいしょ
く）調の0-IIc病変を認める。
染色やNBI（narrow band imaging：狭
帯域光観察）により周囲との境界が鮮明
になる（バイオプシーにて腺癌と診断）。

2 下部消化管内視鏡検査

▶**大腸カメラ**とも呼ばれ、肛門、直腸、S状結腸、下行結腸、横行結腸、上行結腸、盲腸、終末回腸までの観察ができ、疾患の有無を確認します。

盲腸 - 上行結腸

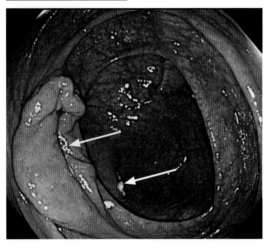

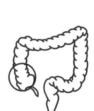

表面は円柱上皮に覆われ平滑。正常の血管網が透見できている。虫垂開口部（白矢印）、バウヒン弁（小腸との境界：黄矢印）も確認。

横行結腸

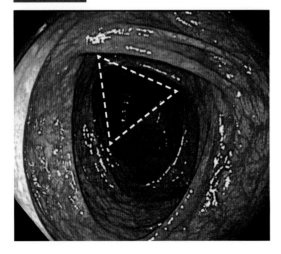

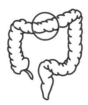

横行結腸は三角形に見えるひだ（点線）が特徴。

下行結腸

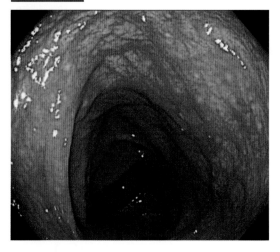

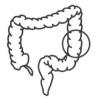

正常の粘膜に覆われ、病変はなし。

S状結腸

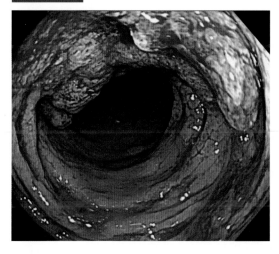

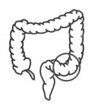

管腔の約半周を占める、境界明瞭な周堤隆起をもつ潰瘍性病変を認め、バイオプシーで腺癌と診断。

直腸

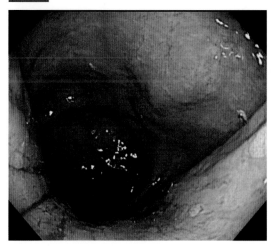

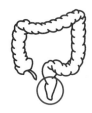

正常の粘膜に覆われ、病変はなし。

ERCP endoscopic retrograde cholangiopancreatography
（内視鏡的逆行性胆管膵管造影）

▶内視鏡を使って、**胆管、膵管を造影**し、疾患の有無を確認します。

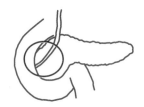

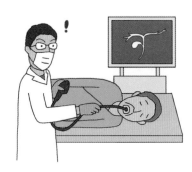

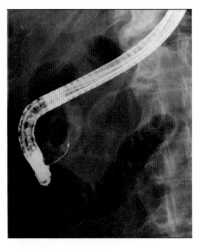

十二指腸乳頭部から膵管造影を施行。膵管拡張はなく内腔は平滑で、異常所見は認めない。

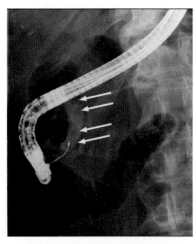

十二指腸乳頭部から総胆管を造影。胆管内に5mm程度の浮動性の透亮像（矢印）を複数個認め、総胆管結石と診断。

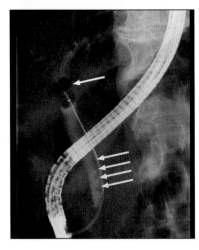

十二指腸乳頭部を切開し、バルーン（白矢印）により結石（黄矢印）を除去。

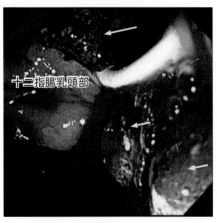

バルーンにより結石（黄矢印）を除去。

PART

2

消化器癌診療の
全体像

消化器の精査

内視鏡検査・
治療

入退院支援

精査

④ # CT 検査 computed tomography
（コンピュータ断層撮影検査）

▶ **X 線を使って身体の断面を撮影する**検査です。近年の技術進歩
により短時間で全身の撮影が可能となっています。

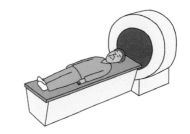

▶ CT 検査には、単純 CT と造影剤を用いた CT と 2 種類あります。
造影剤も、動脈を中心に見たい動脈相と、門脈や静脈を中心に
見たい門脈静脈相、その後の組織内に均一に分布する平衡相な
どに分けられます。

▶ 単純 CT でも得られる情報は多いですが、出血や腫瘍などは造影剤を用いるほうが診断の精度
が高くなります。肺は単純 CT の肺野条件（全体的に白い）で診断することが多いです。また
腫瘍の造影パターンなどで、良悪性の鑑別を行います。

造影 CT 検査

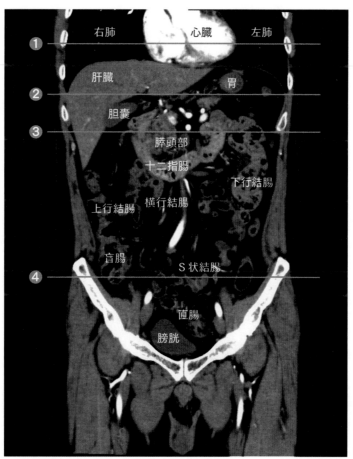

❶～❹の画像は次頁参照

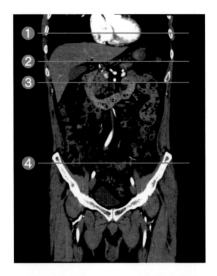

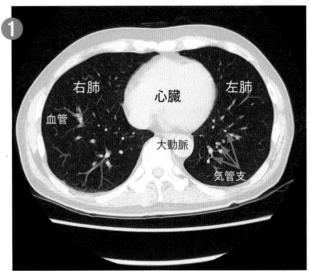

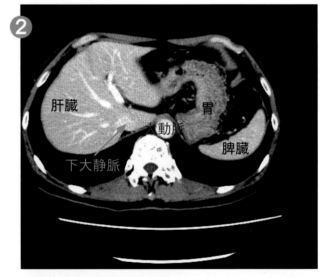

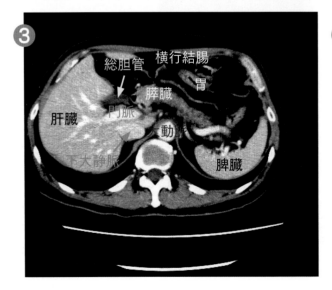

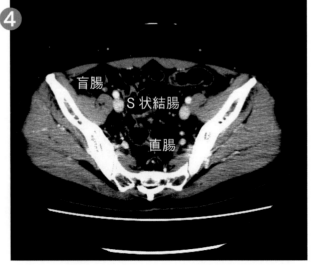

精査

5

MRI 検査 magnetic resonance imaging
（磁気共鳴画像法）

▶強い磁石と電磁波を用いて体内からの信号を集めて画像にする検査です。

▶**放射線被曝がなく、任意の断層像が得られます。** 撮影法を変えることで病変の質的診断が可能です。

▶胆管・膵管の精査には、MRCP（MR 胆管膵管撮影）が有用です。

画像の見え方の特徴

T1 強調画像

黒 水・空気・骨皮質・速い流れの動脈

白 脳白質、皮下脂肪、骨髄（脂肪）

T2 強調画像

黒 空気、骨皮質、速い流れの動脈、脳白質

白 水

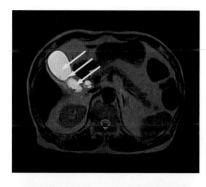

MRI 検査 の T2 強調画像にて、胆嚢内に透亮像を認め（矢印）、結石と診断。

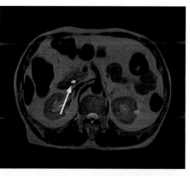

総胆管内にも結石を認める。

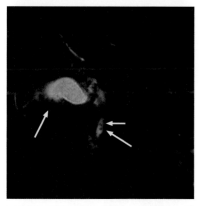

MRCP では肝管、胆嚢、胆嚢管、総胆管の解剖学的位置関係を確認し、結石も確認できる。

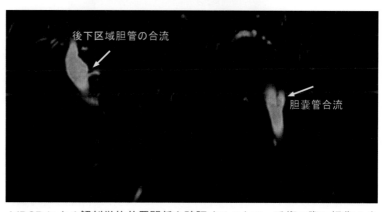

MRCP による解剖学的位置関係を確認することで、手術の際に損傷の合併症のリスクを回避することができる。

6

PET-CT 検査

▶**微量の放射線を放出する薬剤を用いる核医学検査**の陽電子放出断層撮影（positron emission tomography：PET）検査と、CT 検査を組み合わせた検査です。

▶がんの早期発見や、腫瘍の良悪性の鑑別、転移の有無、治療効果の判定など進行度の診断が可能です。

PET 検査

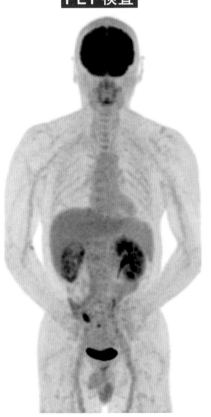

PET-CT 検査

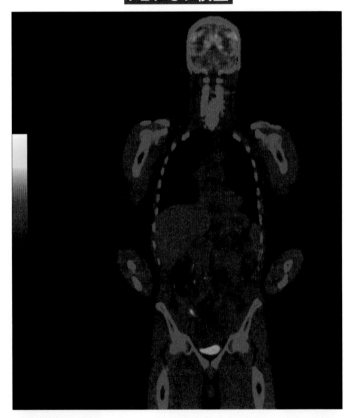

PET 検査のメカニズム

PET 検査は、ブドウ糖に近い成分（FDG）を体内に注射します。人間の細胞はエネルギーを生産するためにブドウ糖を必要としますが、がん細胞は大きくなったり転移するために活動量が多く、そのため正常な細胞より 3〜8 倍のブドウ糖を取り込みます。

その性質を利用して、PET では FDG の取り込みを検査します（**図の左側**）。FDG の集積の値で、正常か炎症か、悪性なのかを診断していきます。また FDG の取り込みだけではわかりにくいので、CT 検査と画像を組み合わせることで、正確な位置を判定することが可能になります（**図の右側**）。

単純CT検査

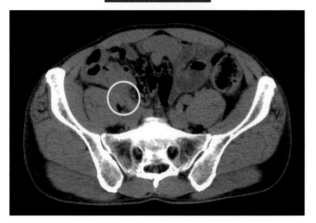

造影CT検査

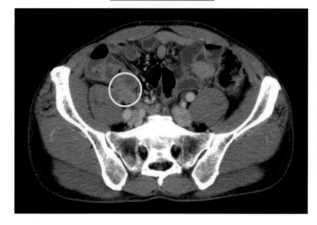

PT-CT検査

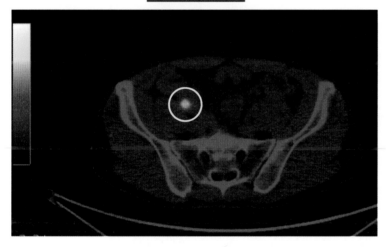

単純CT検査、造影CT検査では、筋肉や腸管と重なって診断が困難な腫瘍（図の○：大腸癌の再発腫瘍）がPET-CT検査では診断可能になる。

PET-CT検査がすべてに万能というわけではなく、CTの精度だけではマルチスライスCT検査のほうが高精度です。
また特に理由がなくCTやMRIなどを行わずにPET-CT検査から始めると、医療保険や社会保険などから診療点数が支払われない厳しい査定をされる場合があります。レセプトと症状詳記が重要ですね。

精査

7

消化管造影検査

▶X線が物質を透過する作用を用いて、**造影剤で消化管を調べる検査**です。

▶バリウムなどX線を透過しない薬剤を体位変換などで消化管の壁に付着させ、病変の有無を確認します。

上部消化管造影検査	胃透視検査とも呼ばれ、食道、胃、十二指腸について疾患の有無を確認する
下部消化管造影検査	注腸検査とも呼ばれ、大腸について疾患の有無を確認する

透視画像の例

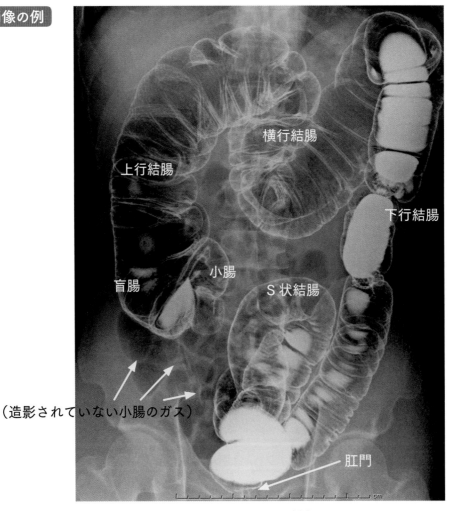

仰臥位での撮影のため、背中側に造影剤（白）がたまっている。

48

PART

2

消化器癌診療の
全体像

消化器の精査

内視鏡検査・
治療

入退院支援

1 この状態だと
病変が見えない

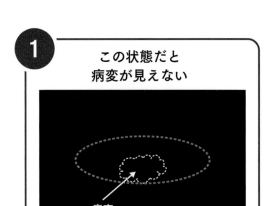

病変

上から見ると

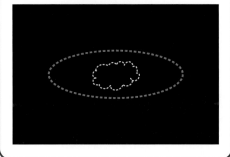

2 造影剤（白）を注入

上から見ると

造影剤でパンパンだと埋もれて見えない

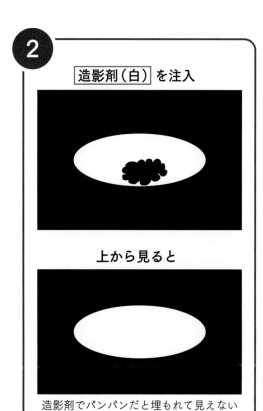

3 造影剤（白）の量を調整

上から見ると

浮かび上がって見える

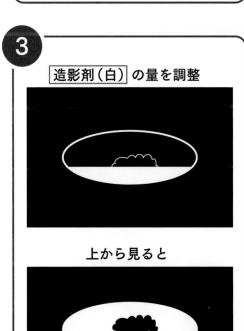

4 造影剤（白）の量を
さらに調整＋空気（黒）を入れる

上から見ると

白と黒でコントラスト

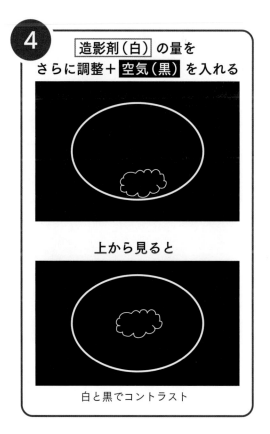

Case Conference | 直腸癌の阪神虎男さんの場合

86歳

❷専門病院での精査

近医から下部直腸進行癌として紹介となる。治療方針を決定するため、外来で各種の検査をオーダーする。

●下部消化管造影検査（注腸検査）で大きさと場所を確認。

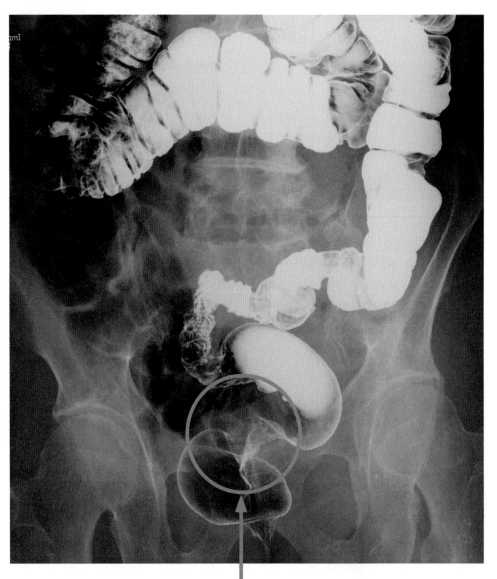

腫瘍により直腸壁の変形を認める。

● CT 画像検査にて、喫煙の影響から肺気腫を認めるが、肺や肝臓に転移はないことを確認。腫瘍近傍のリンパ節が腫れており、転移を疑う。

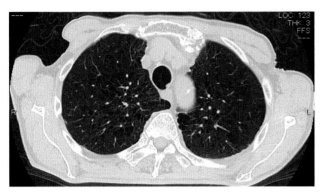

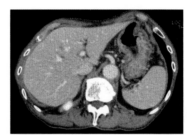

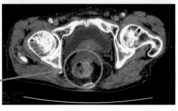

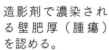
造影剤で濃染される壁肥厚（腫瘍）を認める。

● 総合診断として、T3、N1b、M0、Stage Ⅲ b [1)] の下部進行直腸癌と診断された。

● 治療として手術が必要と判断され、本人と家族へ、病名と治療方針についてインフォームドコンセントを行い、消化器外科へ紹介となる。

● 手術に必要な心電図、呼吸機能などの生理機能検査を追加する。

● 術式として低位前方切除術＋ D3 郭清術が必要であること、開腹、腹腔鏡やロボット手術などのアプローチの選択についても説明（手術については、p.34 参照）。

● 入院、手術の危険性・合併症の可能性についてインフォームドコンセントを行い、入院・手術の日程を決定する。

文献
1）大腸癌研究会編：大腸癌取扱い規約 第 9 版. 金原出版，東京，2018.

→❸入院時（p.61）へ

Coffee break **がん保険で大事なこと** ☕

がん保険では、癌が上皮内（粘膜）にとどまっているのか、粘膜下層に浸潤しているのかによって、支払われる保険金・給付金が異なります。そういう点でも、癌の深達度の診断（p.54）は患者さんにとって重要です。

内視鏡検査・治療の実際

POINT

① 内視鏡検査は、病気の見落としがないよう工夫が必要

1 嘔吐反射をおさえて検査しやすくする

●咽頭麻酔

一般名（商品名）　リドカイン塩酸塩（キシロカインビスカス）

方法　喉の奥に薬剤を3分間ためた後、飲み込んでもらう。

2 消化管内を空っぽにして見やすくする

［ガスや泡がある場合］

一般名（商品名）　ジメチコン（ガスコン、バロス消泡内用液）

方法　胃は15〜50分前に、大腸は腸管洗浄剤服用前か同時に服用する。

［粘液がある場合］

一般名（商品名）　プロナーゼ（プロナーゼMS)、炭酸水素ナトリウム（重曹）

方法　胃は15〜50分前に、プロナーゼMSは出血を増長する可能性があるので胃内出血の患者には禁忌。

［残渣がある場合］

●腸管洗浄剤（大腸内視鏡検査の事前準備薬）

一般名（商品名）　ナトリウム・カリウム配合散剤（ニフレック）

方法　専用パックに水を入れて2000mLとし、2時間かけて服用する。

一般名（商品名）　ナトリウム・カリウム・アスコルビン酸配合剤散（モビプレップ）

方法　専用パックに水を入れて2000mLとし、1000mLを1時間かけて服用する。

一般名（商品名）　クエン酸マグネシウム（マグコロール）

方法　専用パックに水を入れて1800mLとし、1時間半かけて服用する。

一般名（商品名） リン酸二水素ナトリウム一水和物・無水リン酸水素ナトリウム（ビジクリア）

方法 50 錠を 2000mL の水分とともに、2 時間半かけて服用する。

一般名（商品名） ピコスルファートナトリウム水和物・酸化マグネシウム・無水クエン酸配合剤
（ピコプレップ）

方法 検査前日の夜、水に溶かした薬 150mL を内服し、透明な飲み物 1250mL 以上を 2〜3 時間ほど
で服用する。検査当日は水に溶かした薬 150mL を内服し、透明な飲み物 750mL 以上を 1〜2
時間かけて服用する。

3 消化管の動きを止めて見やすくする

一般名（商品名） ブチルスコポラミン臭化物（ブスコパン）

方法 静脈注射、皮下注射または筋肉注射を行うが、緑内障、前立腺肥大症、心不全、不整脈には禁忌。

一般名（商品名） グルカゴン（グルカゴン G ノボ）

方法 ブスコパンが禁忌の際に静脈注射または筋肉注射するが、褐色細胞腫には禁忌。糖尿病には慎重
投与。

一般名（商品名） l-メントール（ミンクリア）

方法 ブスコパンやグルカゴンが使えない場合に、内視鏡鉗子口より幽門前庭部に直接散布する。

4 不安なく安楽に検査を受けてもらう

一般名（商品名） ジアゼパム（セルシン、ホリゾン）、ミダゾラム（ドルミカム）、フルニトラゼパム（サイレース）

方法 以上の薬を用いて鎮静することが多いが、呼吸抑制、循環抑制、覚醒遅延など注意が必要（フル
マゼニル［アネキセート］で拮抗）。

※ p.52〜53 の商品名は一例

POINT

2 内視鏡による生検で 腫瘍を発見する

腫瘍は「がん」なのかどうか、「がん」であれば手術が必要かの診断が必要になります。

癌や GIST、肉腫や悪性リンパ腫かどうかは、**生検（細胞をとる検査）で病理診断**します。

癌で手術が必要かは、**深達度**の診断が必要です。**大腸癌であれば、粘膜下層 1500μm より深いと腸の外にあるリンパ節に転移する可能性がある**ため、手術が必要になります。

大腸に発症する腫瘍のイメージ

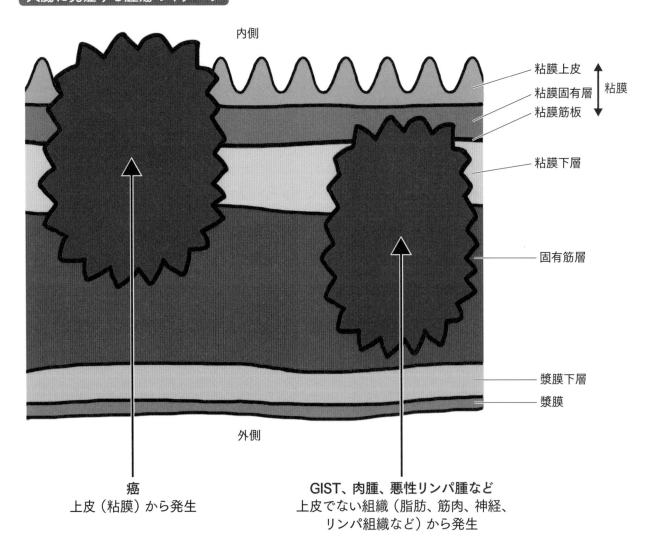

内側

粘膜上皮
粘膜固有層 ← 粘膜
粘膜筋板

粘膜下層

固有筋層

漿膜下層
漿膜

外側

癌
上皮（粘膜）から発生

GIST、肉腫、悪性リンパ腫など
上皮でない組織（脂肪、筋肉、神経、
リンパ組織など）から発生

POINT

3

まずは腫瘍の見た目で診断する

なんとか内視鏡で治療できないかと、見た目の（肉眼的）データをたくさん集めます。

大腸癌の肉眼型分類

0型：表在型
1型：隆起腫瘤型
2型：潰瘍限局型
3型：潰瘍浸潤型
4型：びまん浸潤型
5型：分類不能

基本的には
進行癌！

表在型（0型）はさらに細かく分類される

隆起型

有茎性　　　　　　　　　亜有茎性　　　　　　　　　無茎性

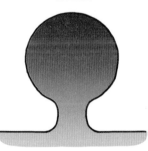

表面型

表面隆起型　　　　　　　表面平坦型　　　　　　　表面陥凹型

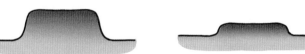

大腸癌研究会編：大腸癌取扱い規約 第9版. 金原出版，東京，2018：10. を参考に作成

4 浅い腫瘍であれば 内視鏡で切除する

有茎性や亜有茎性の場合

5 mm 以下
バイオプシー

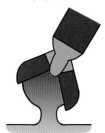

小さいポリープであれば、生検鉗子で取り切れる。

5 mm 以上
ポリペクトミー

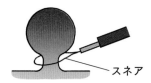

スネア

長めの茎があるポリープであれば、病変を浮かさなくても、スネアをかけて取り切れる。

無茎性や表面型の場合

❶
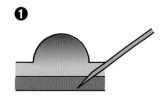

❷
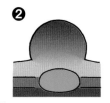

粘膜下層に生食などを局注し
病変を浮かせる

スネアがかからないような病変の場合

❸ EMR
endoscopic mucosal resection
内視鏡的粘膜切除術

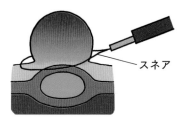

スネア

❸ ESD
endoscopic submucosal dissection
内視鏡的粘膜下層剥離術

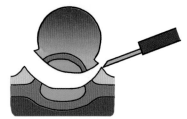

バイオプシーの症例

❶

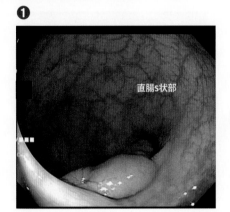

直腸S状部

直腸S状部に2cm大の0-IIc病変を認める。

❷

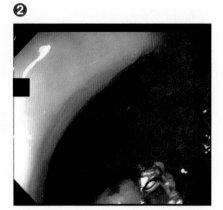

生検（バイオプシー）にて、悪性の有無を検査する。5mm以下は、生検で病変が取り切れてしまうことが多い。

ポリペクトミーの症例

❶

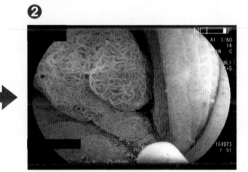

S状結腸に10mm大の0-Isp病変を認める。

❷

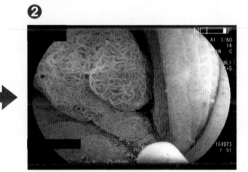

スネアをかけて切除する。

❸

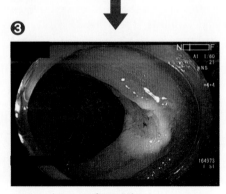

切除後（クリップで閉鎖）

EMR（内視鏡的粘膜切除術）の症例

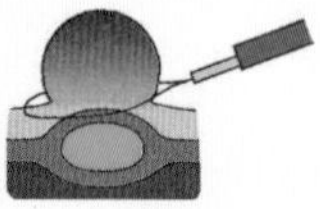

❶

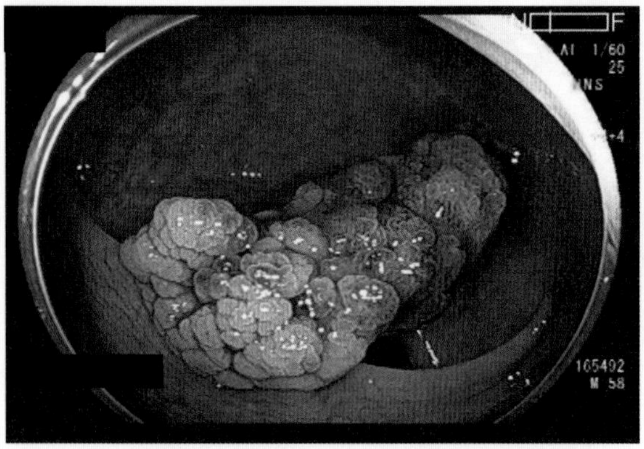

S状結腸に2cm大の0-Is病変を認める。

❷

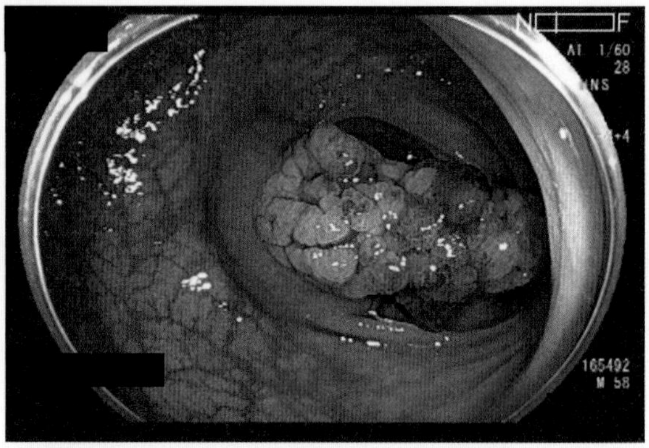

粘膜下層に生食を局注し病変を浮かせる。

❸

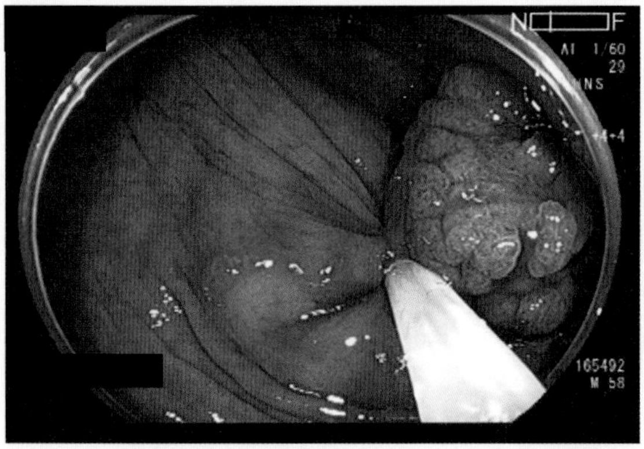

スネアをかけて切除する。

❹

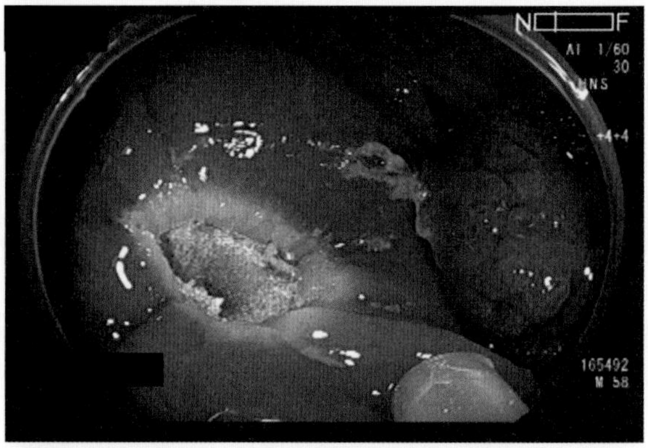

切除後

❺

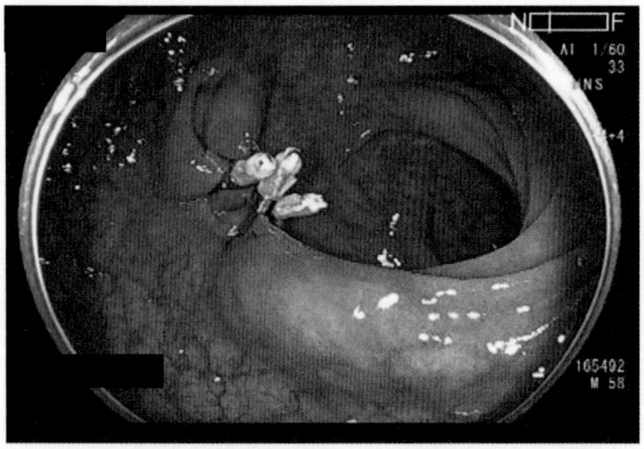

可能であれば、切除部位をクリップで閉鎖する。

❻

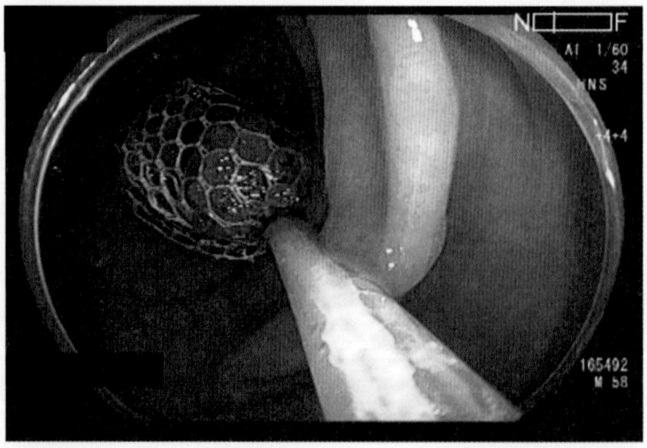

病変をネットに入れて摘出する。

ESD（内視鏡的粘膜下層剥離術）の症例

❶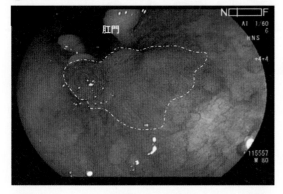

肛門

肛門から入ってすぐの直腸に4cm大の0-Is+IIc病変を認める。

❷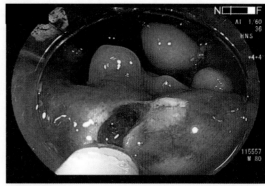

粘膜下層に生食を局注し、病変を浮かせて、電気メスで切開していく。

❸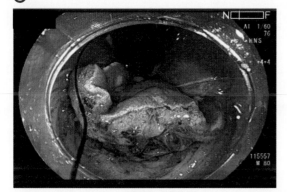

全周性に切開を加えて、病変を切除する。

❹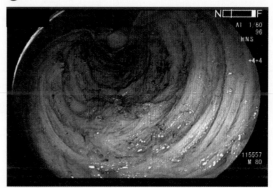

病変を摘出したあと、範囲が広いためクリップでの閉鎖は不可能。

❺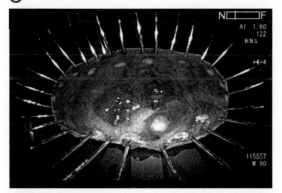

切除した病変。EMRのようにスネアがかからないような病変に適している。

手術を受ける患者の入退院支援

POINT

1 外来にて PFM で患者さんの入退院を支援する

　近年「院内感染や ADL 低下の防止」「早期社会復帰」など、患者さんの安全な入院生活や退院支援を行う PFM（patient flow management）が注目されています。

　PFM では医師だけでなく看護師や医療事務、ケアマネジャーなど地域のさまざまな職種が連携し、患者さんのケアを行います。今後むかえる超高齢社会に対し、地域を含めた病院全体のチーム医療により患者さんをどうマネジメントしていくべきか、その戦略と実行力が問われています。

POINT

2 多職種で情報を共有し、連携する

　入院予定の患者さんに対し、医師、看護師、薬剤師、栄養士など多職種と連携を行いながら、

> パスを用いた入院・手術の説明

> 栄養指導の確認

> 病歴の確認

> 口腔ケア

> 必要な検査の説明

> 退院後の生活支援の確認

> 持参薬の内容と休薬の必要性を確認

などを確認します。

> 患者満足度の向上だけでなく、主治医や病棟看護師の負担減少にもつながります。

Case Conference | 直腸癌の阪神虎男さんの場合 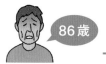 86歳

❸入院時

入院面談の例

入院面談（本人・長男）	
病名	直腸癌
ADL	自立
転倒歴	なし
理解度	良好
介護保険	なし
インフォームドコンセント	済
薬剤指導	あり
市販薬・サプリメント	なし
休薬	なし
食事変更希望	なし
ラテックスアレルギー	なし
アレルギー	なし
喫煙	1か月前から禁煙中
動揺歯	あり
家族協力	長男夫婦、付き添い可能

入院時に、多職種で患者さんの情報を確認・共有し、マネジメントしていきます。

SOAP形式での情報収集の例

S	【疾患、症状について】 直腸癌で手術をする、一時的なストーマが必要と聞いている。 【日常生活について】 1人暮らしで、料理はできる。栄養指導の食事については、そのとおり調理ができる。掃除・洗濯なども自分でしている。 検査前まで、1日3～4時間、週3日ほど働いていた。 【心配なこと】 ストーマが不安。退院後も仕事ができるか心配。
O	腹部症状なし。 歩行状態安定、理解力あり。 野菜、魚は嫌いで肉類を好んで食べている。 妻を亡くして独居状態、長男夫婦が車で5分程度のところに住んでいる。 長男夫婦は協力的。
A	患者・家族ともにストーマの必要性について理解しているが、イメージができていない状態。 独居であり、退院後セルフケアが困難になる可能性を考え長男夫婦へのストーマケアの指導が必要。早期から取り組み、状況により院内外の多職種との連携を図っていく。
P	術前口腔ケア、栄養指導、薬剤管理指導、術前ストーマオリエンテーション

多職種によるケアプランの例

歯科・口腔外科

S	消化器外科からのコンサルトにて周術期口腔ケア目的の紹介。
O	左下顎小臼歯は動揺著明。
A	挿管時に折れ、誤飲のリスクあり。
P	保存困難と判断し、抜歯を行う。周術期ケアの介入を行う。

栄養管理計画

入院日	20 ○○年○月○日
病棟	A 病棟
身長	163.5cm
体重	44.8kg
BMI	16.76
リスク	Alb 2.9、低体重。通過障害があり絶食の指示。
栄養状態評価	軽度不良
課題	必要栄養量の確保
目標	輸液管理
エネルギー必要量	ハリス・ベネディクト（標準体重）
基礎エネルギー消費量	1112.151kcal
全エネルギー消費量	1468.04kcal
補給方法	静脈栄養
嚥下調整食の必要性	なし
退院指導	退院後の栄養指導を予定

持参薬報告

消化器外科からのコンサルトにて、服薬指導・薬剤調整依頼
アムロジピン OD 錠5mg「明治」 1錠 1日1回朝食後

持ち込み数	15 錠
採用の有無	あり

○○医院
モビコール配合内容剤 4包 1日2回朝・夕食後

持ち込み数	12 包
採用の有無	あり

○○医院
自己調節している

お薬手帳	あり
持参薬処方	可能

術前ストーマオリエンテーション

説明内容
・ストーマの概要
・ストーマの装具、管理方法
・術後経過や社会復帰の流れ
・退院後の日常生活について（食事、入浴、趣味、運動　など）
・退院後のストーマ外来受診や緊急時の対応方法について

S	一時的な人工肛門の必要性を聞きました。趣味や運動はないが、仕事復帰について心配。
O	本人と長男同席でオリエンテーションを受けられる。終始落ち着いた表情。排便時のにおいなどの不安がある。
A	ストーマの装具の仕組みやアクセサリの使用方法などを説明。高齢独居のため、必要に応じて社会資源の活用などの退院調整も提案。
P	ストーマモデル、装具のサンプル、パンフレットを用いてイメージをつけてもらう。入院後も継続して介入、支援を行う。

➡❹入院〜手術〜退院（p.123）へ

消化器の
解剖生理と疾患

　ここで、消化器の解剖生理を確認して
いきましょう。それらの機能が障害され
ると、各々の疾患につながっていきます。
医師は、疾患の病態を意識して、治療を
考えています。

　どのような手術があるのか、どのよう
な合併症に注意すべきか、観察するポイ
ントは何か、チェックしていきましょう。

消化器って何だろう

POINT
1

消化器＝消化管＋肝臓・胆嚢・膵臓

　口から肛門までの1本の消化管（食道、胃・十二指腸、小腸、大腸・直腸）と、肝臓、胆道（胆管・胆嚢）、膵臓から構成されます。

消化器系の全体像

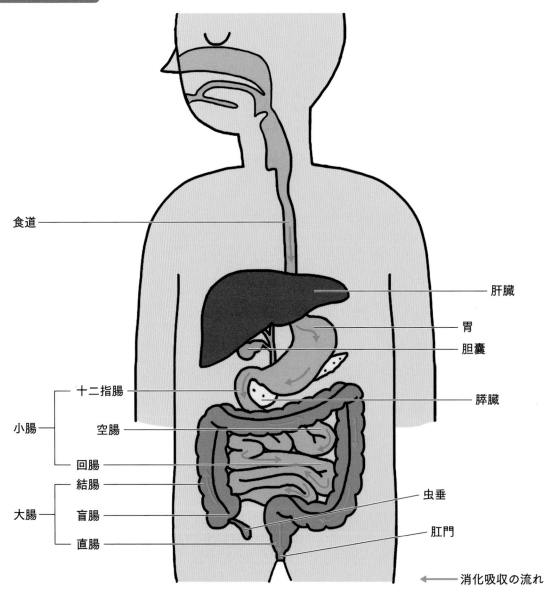

食道
肝臓
胃
胆嚢
十二指腸
膵臓
小腸
空腸
回腸
結腸
虫垂
盲腸
大腸
直腸
肛門
⟵ 消化吸収の流れ

② 消化管の主なはたらきは
蠕動・消化・吸収

　人間の身体は生きていくために必要なエネルギーを得るために、食べ物の中にある栄養を吸収する必要があります。食べ物は、口から咀嚼され入っていきます。次に消化管の蠕動で細かくされた後、消化液によって栄養と残渣に分解され、栄養を吸収して蓄積されていきます。そして残渣は便として肛門から排泄されていく流れになっています。

蠕動・消化・吸収のイメージ

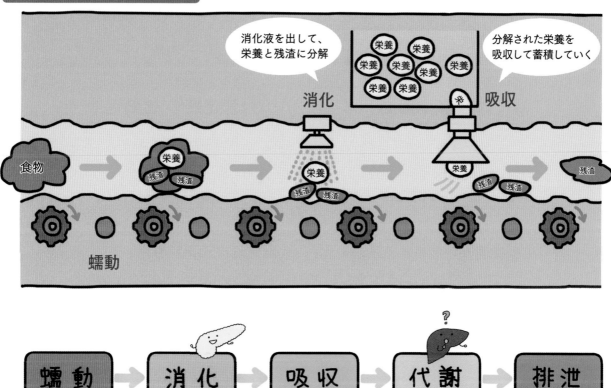

65

POINT
**③ 消化管の蠕動は
自律神経の指令による**

自律神経のはたらき

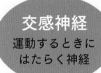 **交感神経**
運動するときに
はたらく神経

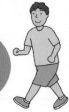 おなか減っている
場合じゃない！

副交感神経
休むときに
はたらく神経

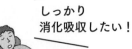 しっかり
消化吸収したい！

消化器の 運動抑制　　　　消化器の 運動促進

交感神経が刺激されると…	副交感神経が刺激されると…
ドパミンが消化管筋層の壁内神経叢にある ドパミンD₂受容体を刺激する	セロトニンが消化管筋層の壁内神経叢にある セロトニン 5HT 受容体を刺激する

交感神経が刺激されると…

ドパミンが消化管筋層の壁内神経叢にある ドパミンD_2受容体を刺激する

アセチルコリンの分泌を抑制

消化管の 運動抑制

副交感神経が刺激されると…

セロトニンが消化管筋層の壁内神経叢にある セロトニン 5HT 受容体を刺激する

アセチルコリンの分泌促進

消化管の平滑筋にある ムスカリン受容体を刺激する

消化管の 運動促進

消化器に重要な神経伝達物質

Ⓓ ドパミン

神経伝達物質（情報の運搬役としてはたらく化学物質）の1つです。交感神経刺激によりドパミンがドパミンD_2受容体に作用すると、アセチルコリンの放出が減少するため、消化管運動が抑制されます。

Ⓢ セロトニン

神経伝達物質の1つです。副交感神経刺激により受容体（$5HT_4$）に作用すると、アセチルコリンの放出が促進されます。

Ⓐ アセチルコリン

神経伝達物質の1つで、消化管の平滑筋にあるムスカリン受容体に作用すると、消化管運動を亢進します。

図にしてみると、こんなイメージ

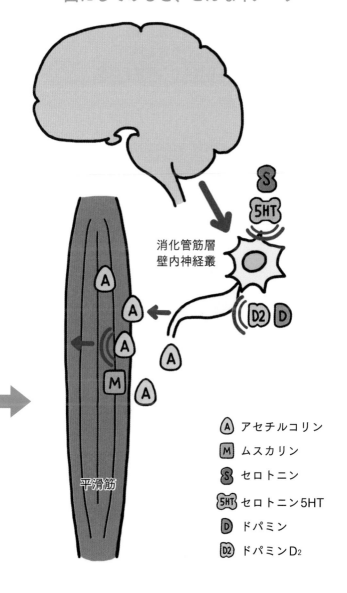

消化管筋層
壁内神経叢

平滑筋

Ⓐ アセチルコリン
Ⓜ ムスカリン
Ⓢ セロトニン
[5HT] セロトニン5HT
Ⓓ ドパミン
[D2] ドパミンD_2

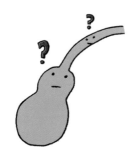

食物は消化液、消化管ホルモンなどにより消化される

代表的な消化液の作用

臓器	消化液	酵素	主な作用
口腔	唾液	アミラーゼ	糖質（デンプン）を消化
胃	胃液	ペプシン	タンパク質を消化
胆道	胆汁	なし	脂質を乳化させ、消化吸収を助ける
膵臓	膵液	膵アミラーゼ	糖質（デンプン）を消化
		トリプシン	タンパク質を消化
		キモトリプシン	タンパク質を消化
		リパーゼ	乳化された脂質を消化

代表的な消化管ホルモンの作用

臓器	分泌部位	消化管ホルモン		主な作用
胃	幽門前庭部と上部十二指腸のG細胞	ガストリン Ⓖ	逆流防止のため	▶食道胃接合部の括約筋を収縮
			消化のため	▶胃底腺グループを刺激（胃酸・ペプシノゲン・内因子分泌促進） ▶胃運動促進
			十二指腸に送り出すため	▶幽門輪の括約筋とOddi括約筋を弛緩
十二指腸	十二指腸球部のS細胞	セクレチン Ⓢ	逆流防止のため	▶幽門輪の括約筋を収縮
			消化のバトンタッチのため	▶胃底腺グループ（p.70参照）を休める
			消化のため	▶胆汁の産生促進 ▶膵管の細胞を刺激し重炭酸の分泌促進
	十二指腸と空腸のI細胞	コレシストキニン Ⓒ	逆流防止のため	▶幽門輪の括約筋を収縮
			消化のため	▶胆嚢収縮とOddi括約筋を弛緩 ▶膵腺房細胞を刺激し膵酵素の分泌促進 ▶S細胞を刺激してセクレチン作用を増強
	十二指腸と空腸近位部のK細胞	GIP ⒼⒾⓅ	血糖をコントロールするため	▶インスリン分泌促進
			消化の終わりかけを合図	▶胃底腺グループを休める
膵臓	膵臓のランゲルハンス島（胃幽門部・十二指腸）のδ細胞	ソマトスタチン Ⓨ	消化の終了を合図	▶消化管ホルモンを全体的に抑制

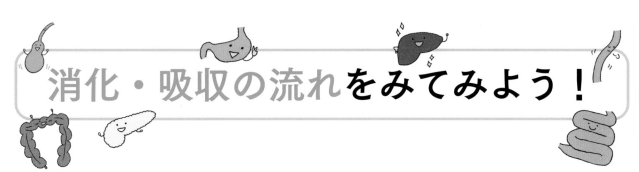

消化・吸収の流れをみてみよう！

① 食物を咀嚼する

② アセチルコリン が放出される

③ 唾液 が分泌される

④ 迷走神経が刺激される

⑤ 食物を飲み込む

⑥ 飲み込んだ食物が 食道 を通過する
→ 食道 の詳細は p.78

食道による蠕動は
「嚥下」といいます。

⑦ 食物が 胃 に入る
→ 胃 の詳細は p.87

8 食道胃接合部がフタされ、
G 細胞より ガストリン が放出される

9 胃底腺グループを刺激
ECL 細胞から ヒスタミン を放出

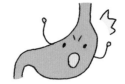

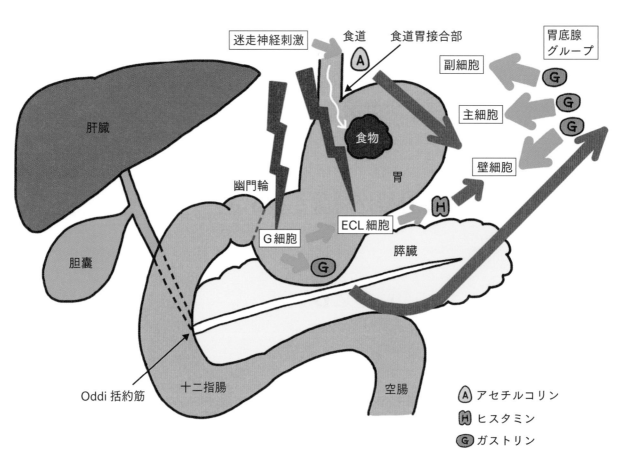

迷走神経刺激　食道　食道胃接合部　胃底腺グループ

副細胞　主細胞　壁細胞

肝臓　食物　胃

幽門輪　ECL細胞　膵臓

G細胞

胆嚢

Oddi 括約筋　十二指腸　空腸

Ⓐ アセチルコリン
Ⓗ ヒスタミン
Ⓖ ガストリン

10 副細胞から 粘液 、主細胞から ペプシノーゲン 、
壁細胞から 内因子 と 胃酸 が分泌される
（ペプシノーゲンは胃酸と反応して ペプシン に変化）

11 胃内で蠕動・消化が進むと、幽門輪が刺激、
開放される

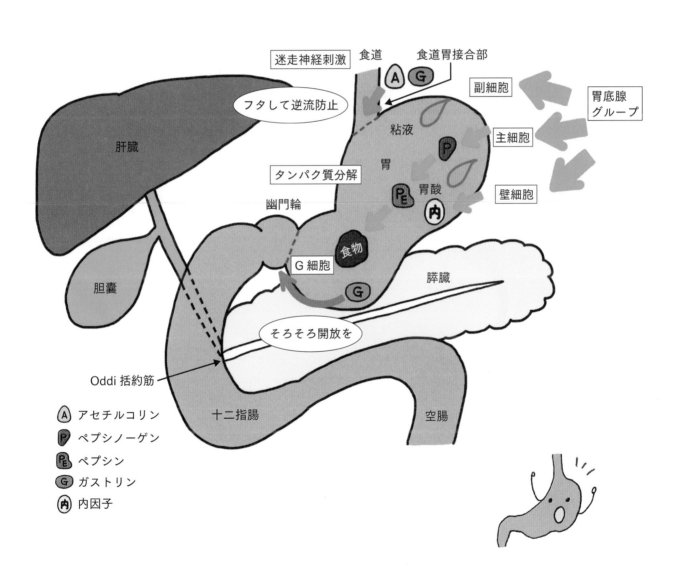

12 食物が 十二指腸 に移動する

→ 小腸 の詳細は p.94

13 幽門輪がフタされ、S 細胞が セクレチン を放出する

14 胃底腺グループに消化をゆるめる指令が出る

15 肝臓 が刺激され、胆汁 が分泌される

→ 肝臓 の詳細は p.76、103

16 膵臓 が刺激され、重炭酸 が分泌される

→ 膵臓 の詳細は p.112

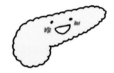

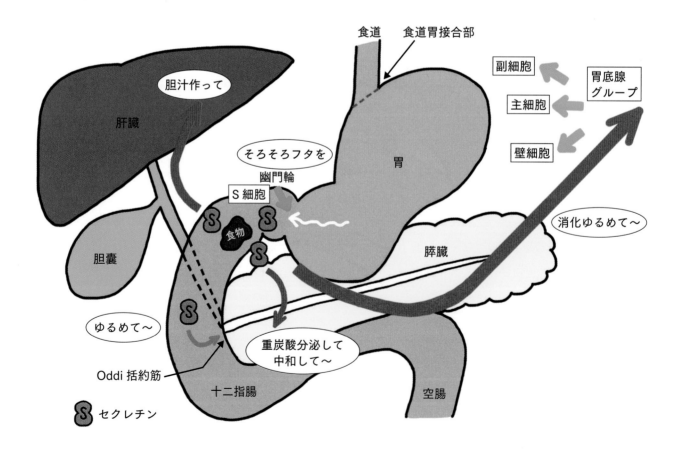

17 I 細胞が コレシストキニン を放出する

18 Oddi 括約筋をゆるめる指令が出る

19 S 細胞により セクレチン 作用が増強する

20 膵臓 が刺激され、 膵酵素 が分泌される

21 十二指腸 での消化が進む

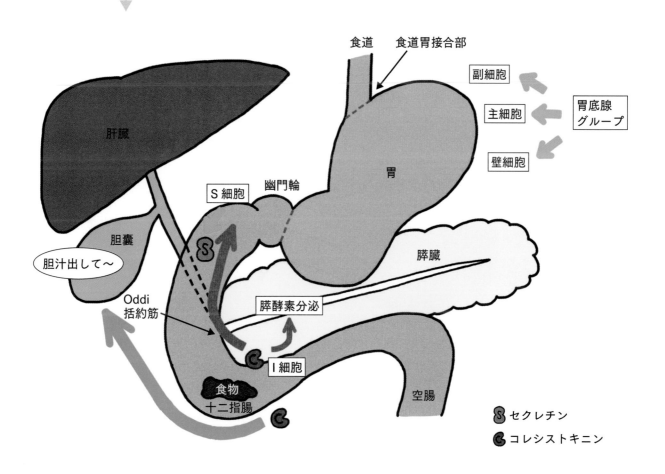

食道　食道胃接合部

副細胞

主細胞　胃底腺グループ

壁細胞

肝臓

胆嚢

胆汁出して〜

S 細胞

幽門輪

胃

膵臓

Oddi
括約筋

膵酵素分泌

I 細胞

食物
十二指腸

空腸

セクレチン
コレシストキニン

22 K 細胞が **GIP** を放出する

23 腸管内のグルコースに反応し、**インスリン** の分泌が促進される

24 胃底腺グループに消化の終了の指令が出る

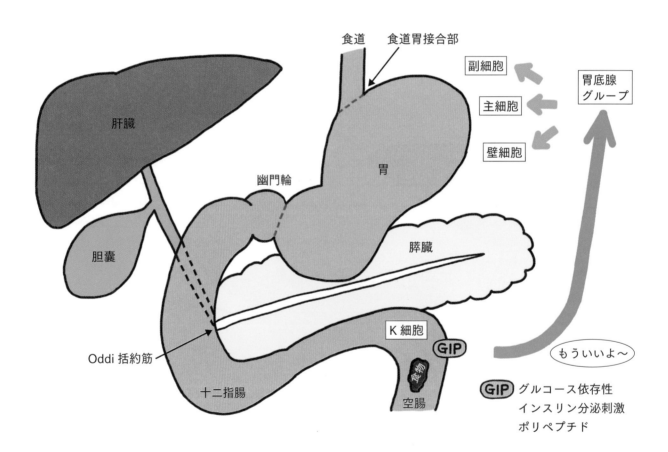

食道　食道胃接合部

副細胞

主細胞

胃底腺グループ

壁細胞

肝臓

幽門輪

胃

膵臓

胆嚢

K 細胞

GIP

Oddi 括約筋

食物

空腸

もういいよ〜

十二指腸

GIP グルコース依存性インスリン分泌刺激ポリペプチド

25 膵臓 のランゲルハンス島のδ細胞、
胃・十二指腸 のδ細胞が ソマトスタチン を放出し、
消化管ホルモンを全体的に抑制し消化が終了する

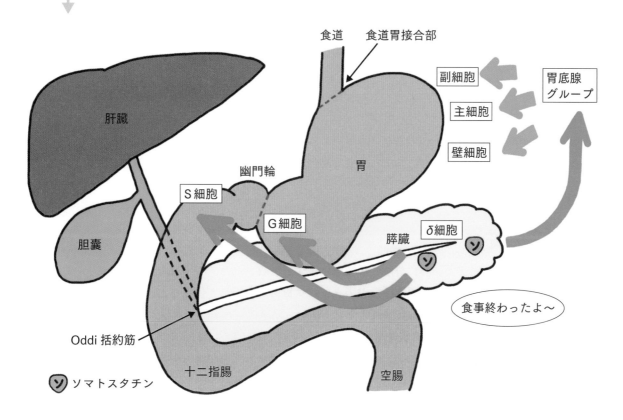

食道　食道胃接合部

副細胞
胃底腺
グループ
主細胞

壁細胞

肝臓

胃

幽門輪

S細胞

G細胞

膵臓　δ細胞

胆嚢

食事終わったよ～

Oddi 括約筋

十二指腸　空腸

ソ ソマトスタチン

26 小腸 で水分、栄養素や電解質などが吸収される
➡ 小腸 の詳細は p.94

27 残渣が 大腸 に移動する
➡ 大腸 の詳細は p.97

28 大腸 で水分や電解質が吸収される

29 直腸 に便が貯留する

30 直腸 から便が排出される

肝臓では3大栄養素を代謝する

栄養素は主に小腸から吸収され、門脈を介して肝臓に栄養素や有害物質が運ばれてきます。

1 糖質

●細胞内の主要なエネルギー源の1つであるグルコースは、そのままではためられないので、グリコーゲンを合成して肝臓に貯蔵されます。必要な場合はグルコースに分解されて血液中に放出され、全身の細胞へ供給されます。

2 タンパク質

●タンパク質は消化の過程でアミノ酸に分解・吸収されます。吸収されたアミノ酸を、肝臓でアルブミン、免疫グロブリン、血液凝固因子などのタンパク質に再合成して供給され、血液中ではたらいたり、筋肉などに供給され貯蔵されます。

●肝臓では戻ってきた使用済みタンパク質を再利用したりしています。役割を終えたタンパク質はアミノ酸に分解されます。その際にアンモニアが出るので、尿素として腎臓から排泄されます。

3 脂質

●脂質は消化管から吸収されるルートと、リンパ管から吸収されるルートがあります。吸収された脂質は中性脂肪として貯蔵されます。

●脂質は水には溶けないので、タンパク質を付けてリポタンパク質という複合粒子をつくって血液中に放出され、全身の脂肪細胞に供給され貯蔵されます。リポタンパク質には主にLDL、HDL、VLDLとリンパ管から吸収されたカイロミクロンに分類されています。

●肝臓では、中性脂肪からコレステロールに分解され、胆汁酸を合成し消化管へ放出することで、脂質の消化を行います。

3大栄養素の吸収・代謝を図にしてみると…

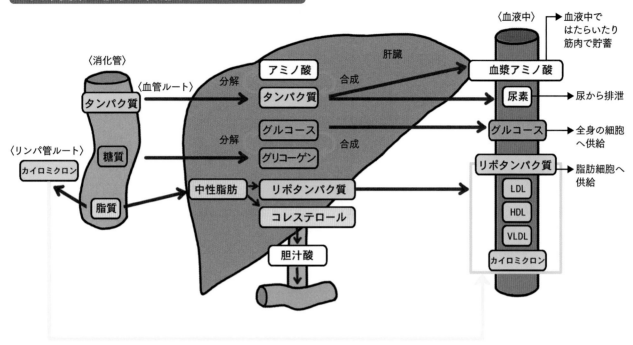

図の中の血液中に放出されている項目を、採血で
検査することで栄養の状態などを確認しています。

肝臓についての詳細は
p.103 〜 107 を参照。

 ここに注目！　「沈黙の臓器」肝臓のはたらき

　糖質が足りない飢餓状態となり、貯蔵されていたグリコーゲンを使い果たすと、他の栄養素
からエネルギーをつくる糖新生を行います。筋肉にためていたタンパク質からアミノ酸に分解
され、肝臓でグルコースに変えて供給します。それでも足りない場合は中性脂肪を分解してグ
ルコースに変えられて供給されます。このように肝臓はエネルギー代謝の調整を行っています。
　また肝臓には、アルコール、腸内細菌の毒素や薬剤などを解毒して、尿や胆汁中に排泄する
はたらきもあります。

食道

食道 の解剖生理

- 食道は口や喉と胃をつなぐ筒状の臓器です。
- 食道の内壁にある輪状筋と縦走筋が蠕動運動をして、噛み砕かれた食べ物を胃まで運びます。
  食道の蠕動は「嚥下」と呼ばれ、食べた物が間違って気管に入らないようにはたらきます。
- 食道の内壁からは粘液が分泌されて、食物が通過しやすくなっています。
- 食道の内腔は、刺激に強い扁平上皮で保護されています。消化機能はありません。

正面から見た食道とその周囲

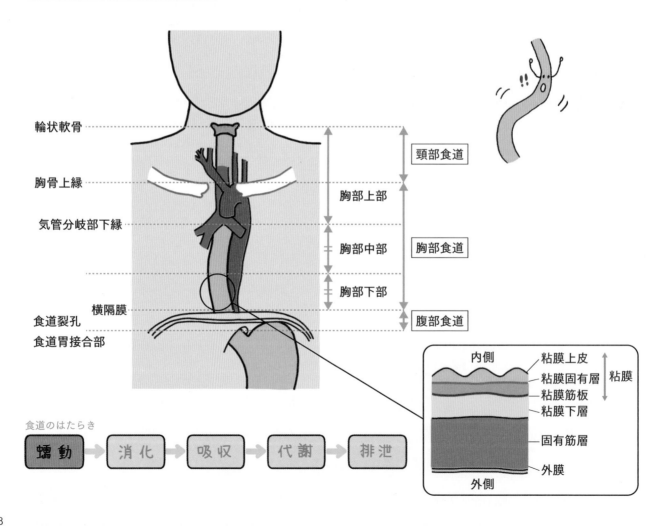

輪状軟骨
胸骨上縁
気管分岐部下縁
横隔膜
食道裂孔
食道胃接合部

頸部食道
胸部上部
胸部中部 ┤ 胸部食道
胸部下部
腹部食道

食道のはたらき

蠕動 → 消化 → 吸収 → 代謝 → 排泄

内側
粘膜上皮 ┐
粘膜固有層 ├ 粘膜
粘膜筋板 ┘
粘膜下層
固有筋層
外膜
外側

拡大してみると…

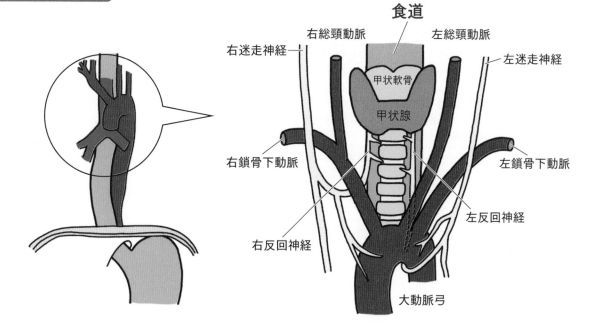

食道

右総頸動脈　左総頸動脈

右迷走神経

左迷走神経

甲状軟骨

甲状腺

右鎖骨下動脈

左鎖骨下動脈

左反回神経

右反回神経

大動脈弓

食道は、気管支、肺、
心臓、大動脈といっ
た重要な臓器に隣
接しています。

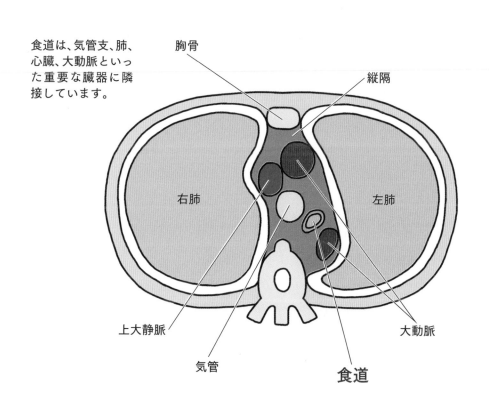

胸骨

縦隔

右肺

左肺

上大静脈

大動脈

気管

食道

食道 の主な疾患

閉塞	
物理的	▶食道癌 ▶粘膜下腫瘍（SMT） ▶炎症による瘢痕 ▶術後狭窄
機能的	▶食道アカラシア

裂孔の開大
▶食道裂孔ヘルニア

炎症
▶逆流性食道炎 ▶マロリー・ワイス症候群 ▶好酸球性食道炎

損傷
▶食道損傷 ▶食道破裂

門脈圧亢進症
▶食道静脈瘤

疾患❶ 食道癌

- 50歳以上の男性に多く、飲酒と喫煙が主な原因。
- 約90％が扁平上皮癌だが、食道胃接合部では腺癌。

治療
内視鏡的切除、化学療法、放射線療法、化学放射線療法、ステント治療、手術

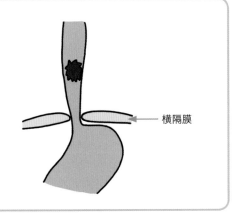

横隔膜

疾患❷ 食道アカラシア

- 筋層間神経叢の神経節細胞の変性・消失により、下部食道括約筋の弛緩不全を生じる。

治療
薬物治療、内視鏡的バルーン拡張術、経口内視鏡的筋層切開術（POEM）、手術

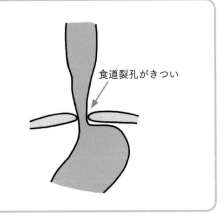

食道裂孔がきつい

疾患❸ 食道裂孔ヘルニア

●高齢化に伴う裂孔部の脆弱が原因で、食道出口の締めつけがゆるくなる。

治療
薬物治療、手術

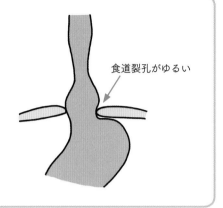

食道裂孔がゆるい

疾患❹ 逆流性食道炎

●食道裂孔ヘルニアに伴い発症することが多く、胃酸が食道に逆流する。

治療
薬物治療、手術

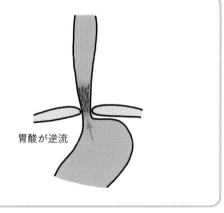

胃酸が逆流

疾患❺ マロリー・ワイス症候群

●飲酒による嘔吐、咳嗽などにより、食道胃接合部の粘膜に裂創を生じる。

治療
薬物療法、内視鏡下止血処置

疾患❻ 好酸球性食道炎

●食事のアレルギー反応により、慢性炎症を引き起こす。

治療
アレルゲン同定による食事療法、薬物療法

疾患❼ 食道破裂・損傷

●特発性（Boerhaave 症候群）：飲酒や暴飲暴食後の嘔吐な
　　　　　　　　　　　　　　どが原因で突発的に生じる。
●異物誤飲性：義歯（入れ歯）、魚骨、PTP 包装薬剤などの
　　　　　　　誤飲により生じる。
●医原性：内視鏡検査や器具挿入により生じる。

治療
破裂の場合：手術、ステント治療
異物誤飲性の場合：内視鏡治療

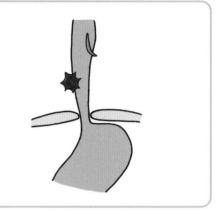

疾患❽ 食道静脈瘤

●食道には吸収機能はないが、肝臓が肝硬変などの吸収障
　害を起こすと、血流のうっ血で静脈が拡張し静脈瘤を形
　成する。

治療
内視鏡的静脈瘤硬化療法（EIS）、内視鏡的静脈瘤結紮療法
（EVL）

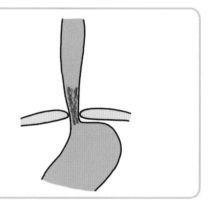

食道 主な術式

食道亜全摘＋3領域（頸部、胸部、腹部）リンパ節郭清

●胸部食道癌は、頸・胸・腹の広範囲にリンパ節転移がみられることが多いため、胸腹部食道
　は全摘し、転移の頻度の高い胃小弯側リンパ節を含めて切除することが一般的です。

胃管再建

●再建臓器としては胃が最も多く用いられています。胃切除後、胃癌合併時や胃を温存する場
　合には大腸や小腸が用いられます。

腸瘻造設術

●低栄養状態の改善目的に、留置されることが多いです。

食道手術後のイメージ

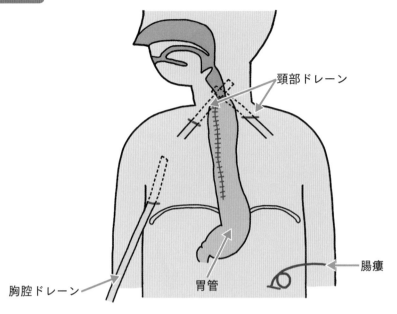

頸部ドレーン

胸腔ドレーン

胃管

腸瘻

食道 切除後の主な合併症

合併症❶ 出血

●大動脈周囲など重要血管周囲のリンパ節郭清を行います。術中・術後の突然出血の可能性があり、起これば突然死の可能性もあります。

合併症❷ 臓器損傷

●周囲に重要臓器が隣接しているので、術中だけでなく遅発性に損傷することもあります。

臓器損傷のチェックポイント

気管（支）→ 食道気管（支）瘻など：肺炎の所見はないか、痰に残渣がないか　など

肺→ 気胸：呼吸困難やSpO₂の低下、胸郭の動きが悪くないか、胸部X線　など

胸管→ 乳び胸：ドレーンの量、脂肪分を含む食事で白濁していないか、性状の変化、採血でアルブミン値　など

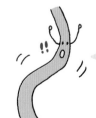

リンパ節郭清により胸管を損傷すると、多量のリンパ液が漏出し、脱水、低栄養、免疫低下となります。

胸管とリンパの走行

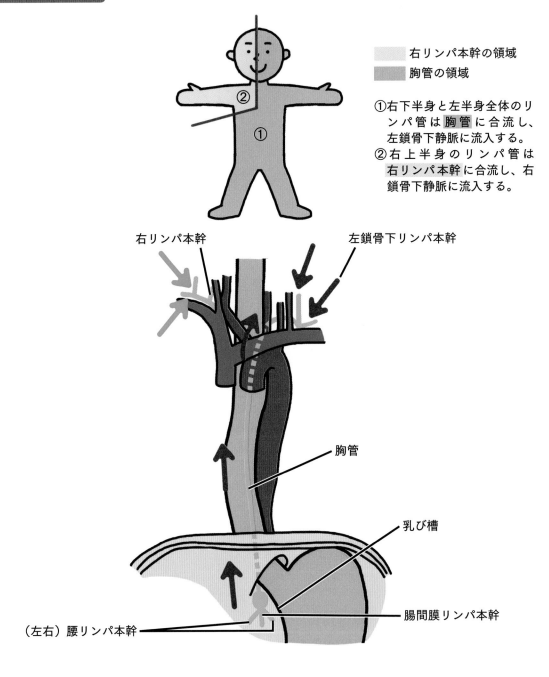

右リンパ本幹の領域
胸管の領域

①右下半身と左半身全体のリンパ管は 胸管 に合流し、左鎖骨下静脈に流入する。
②右上半身のリンパ管は 右リンパ本幹 に合流し、右鎖骨下静脈に流入する。

右リンパ本幹

左鎖骨下リンパ本幹

胸管

乳び槽

腸間膜リンパ本幹

（左右）腰リンパ本幹

合併症❸ 縫合不全 （p.121 参照）

●重要臓器と隣接しているため、致命的になる可能性があるので、早期発見と治療が必要です。痛みなどの症状、手術創部の変化はないか、その他にもバイタルの変化、ドレーンの性状、採血で炎症反応の増悪がないかチェックしましょう。
●CT 検査が必要か主治医への提案のタイミングを検討しましょう。

再建経路の工夫

再建経路	胸骨前再建	胸骨後再建	後縦隔再建
経路の距離	最長	中間	最短（より生理的）
縫合不全	致命的にならない	致命的にならない	重症化しやすい
美容面の問題	大	小	小
嚥下の問題	大 必要に応じて用手的な補助	中間	小

合併症❹ 不整脈

●心臓・大血管の近くの手術のため、不整脈が出現することがあります。

合併症❺ 反回神経障害 （p.121 参照）

●反回神経は左右の迷走神経を分岐し、喉頭に向かって走行します。リンパ節郭清により反回神経麻痺が生じる可能性があります。

反回神経障害のチェックポイント

発声 声がかすれる嗄声になることがあります。

咳嗽 咳がしづらく、痰をうまく出せなくなることがあります。

嚥下 嚥下機能が低下することがあります。

反回神経障害は
誤嚥性肺炎に
つながりやすい！

食道癌術後の肺炎は、最も予後を悪くするともいわれているので注意が必要です。

合併症❻ 誤嚥性肺炎

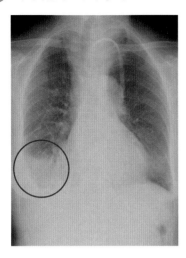 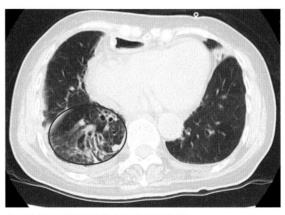

右下肺野に誤嚥性肺炎を疑う浸潤陰影
あり。

合併症❼ イレウス・腸閉塞 (p.130 参照)

●腹部操作で癒着が起こり、嘔吐する可能性があります。

合併症❽ 血栓・塞栓症

●長時間足を動かさないことで、下肢で血栓ができ、脳、肺、心臓などに梗塞を起こす「エコ
ノミークラス症候群」になる可能性があります。

合併症❾ ストレス

●胃・十二指腸潰瘍やせん妄（p.121 参照）を起こす可能性があります。

合併症❿ 手術部位感染 （SSI）

●創感染や腹腔内で膿瘍をつくる可能性があります。創部に発赤・腫脹がないかを観察しましょう。

合併症⓫ 吻合部狭窄

●食道と胃管（場合によっては大腸や小腸）のつなぎ目が狭くなり、嘔吐する可能性があります。

合併症⓬ ダンピング症候群 (p.121 参照)

●食道・胃切除後の特異的な合併症で、早期と後期に分けられます。

胃

胃 の解剖生理

●胃の主な役割は、食物を一時的に貯蔵し、その食物を消化することです。

●固形状の食べ物を胃液と混ぜ合わせ、砕いて細かくし、粥状に消化し、十二指腸へ送り出します。

胃の内部

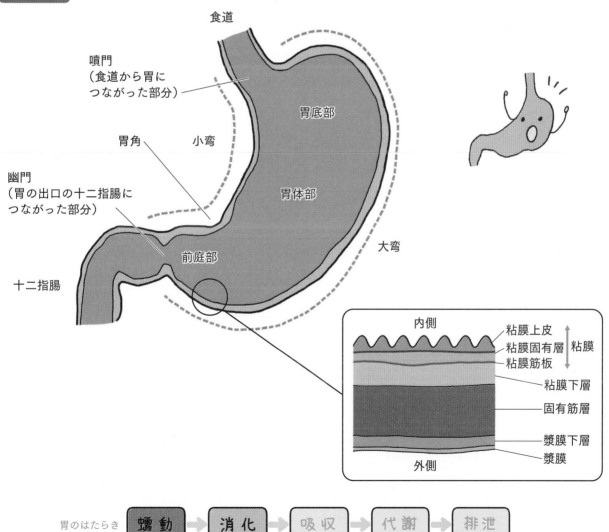

食道

噴門
（食道から胃に
つながった部分）

胃角　小弯

胃底部

幽門
（胃の出口の十二指腸に
つながった部分）

胃体部

十二指腸

前庭部

大弯

内側

粘膜上皮
粘膜固有層　粘膜
粘膜筋板

粘膜下層

固有筋層

漿膜下層
漿膜

外側

胃のはたらき　**蠕 動** → **消 化** → 吸収 → 代謝 → 排泄

胃 の主な疾患

閉塞	
物理的	▶胃癌 ▶粘膜下腫瘍（SMT） ▶炎症による瘢痕 ▶胃ポリープ
機能的	▶機能性ディスペプシア

炎症
▶胃炎、胃潰瘍

門脈圧亢進症
▶胃静脈瘤

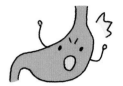

疾患❶ 胃癌

●ヘリコバクター・ピロリ菌感染、高塩分食、喫煙などが
原因。

治療
内視鏡治療、化学療法、手術

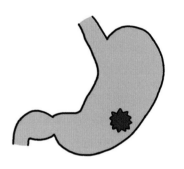

疾患❷ 粘膜下腫瘍（SMT）

●何らかの原因で、後天的に遺伝子が変異することで発生
する。

治療
化学療法、手術

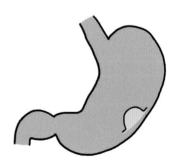

疾患❸ **胃ポリープ**

●ヘリコバクター・ピロリ菌感染のない胃底腺ポリープと、
　感染があり萎縮性胃炎にできる過形成ポリープがある。

治療
経過観察、内視鏡治療

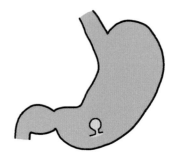

疾患❹ **機能性ディスペプシア**

明らかな原因はわかっていないが、胃のはたらきが悪くなる症状を呈する。

治療
薬物療法（消化管運動機能改善薬、酸分泌抑制薬、抗不安薬、抗うつ薬、漢方薬など）

疾患❺ **胃潰瘍**

●原因は、感染（ヘリコバクター・ピロリ菌、アニサキス）、
　NSAIDs（非ステロイド性抗炎症薬）の副作用、ステロイ
　ド薬、ストレス、飲酒や喫煙、アレルギーなど。

治療
薬物療法（ヘリコバクター・ピロリ菌除菌療法、
酸分泌抑制薬、抗不安薬、抗うつ薬、漢方薬など）、
NSAIDs中止、禁煙、禁酒、アレルゲンの同定による食事療法

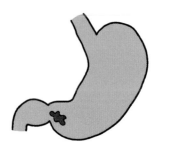

疾患❻ **胃静脈瘤**

●胃には吸収機能はないが、肝臓が肝硬変などの吸収障害
　を起こすと、血流のうっ血で静脈が拡張し静脈瘤を形成
　する。

治療
内視鏡的静脈瘤硬化療法（EIS）、内視鏡的静脈瘤結紮療法
（EVL）、バルーン閉塞下逆行性経静脈的塞栓術（B-RTO）、
手術

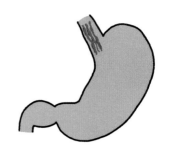

胃 ▶ 主な術式

幽門側胃切除術

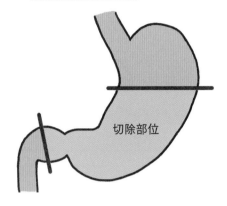

切除部位

胃全摘術

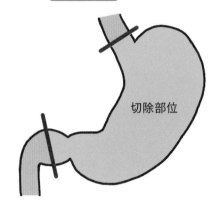

切除部位

B-1 法再建（ビルロート I 法）

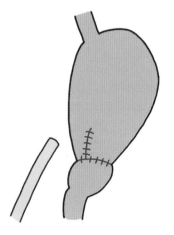

残った胃と十二指腸を直接吻合する。

R-Y 法再建（ルーワイ法）

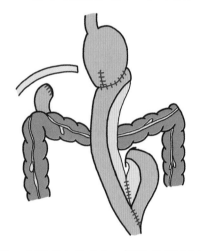

残った胃が小さく十二指腸まで届かない、または全摘の場合は、残った胃もしくは食道と小腸を吻合＋小腸と小腸を吻合する。

胃 ▶ 切除後の主な合併症

合併症❶ 出血

●吻合部の出血で、吐血やタール便になる可能性があるので、チェックしましょう。

合併症❷ **臓器損傷**

●十二指腸、膵臓、脾臓が隣接しているので、術中だけでなく遅発性に損傷することもあります。

合併症❸ **膵液瘻** (p.121 参照)

●膵臓周囲のリンパ節郭清を行うので、膵臓が傷つき、膵液が漏れ出すことで起こります。

●膵液は危険と認識してください。感染が加わると、タンパク質分解酵素が活性され、周囲臓器を消化してしまいます。

●**血管壁が消化され、動脈瘤となり腹腔内出血を引き起こし、大出血による突然死**の可能性もあります。

膵液瘻はなぜ起こる？

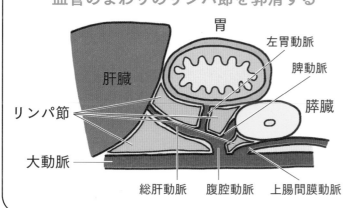

胃癌や膵臓癌の手術は、胃切除と
血管のまわりのリンパ節を郭清する

肝臓

リンパ節

大動脈

胃

左胃動脈

脾動脈

膵臓

総肝動脈　腹腔動脈　上腸間膜動脈

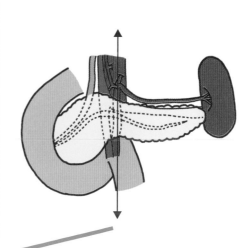

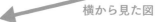

横から見た図

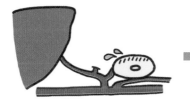

❶膵臓を損傷すると
膵液が漏出する

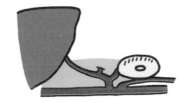

❷膵液が漏出し、血管周囲にたまり、
直接血管を消化する

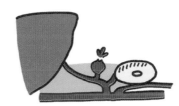

❸膵液が壁を溶かして
血管が破綻し、出血する

膵液瘻のコイル塞栓治療

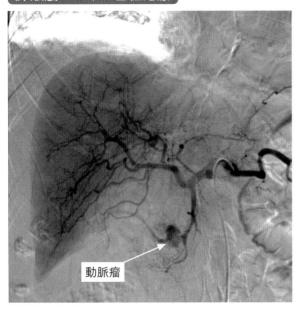

動脈瘤

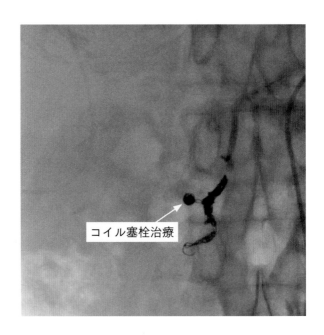

コイル塞栓治療

合併症❹ 縫合不全 （p.121 参照）

- 腹膜炎になれば致命的になる可能性があるので、保存的に治癒するのか、再手術を行うのかの判断が重要です。

合併症❺ 吻合部狭窄

- 吻合部が狭窄し、腹部満膨感、嘔吐などが起こることがあります。

合併症❻ イレウス・腸閉塞 （p.130 参照）

- 腹部操作で癒着が起こり、嘔吐する可能性があります。

 Check

イレウスと腸閉塞

　厳密にいうと、イレウスと腸閉塞は異なる病態です（p.130 参照）。イレウスが麻痺性で蠕動が低下する状態が原因なのに対し、腸閉塞は癒着や捻転などにより管腔が閉塞する定義があります。しかし、複雑な解説になってしまいますし、臨床では同じように使用しているので、本書では、「イレウス・腸閉塞」と表記しています。

合併症❼ 血栓・塞栓症

●長時間足を動かさないことで、下肢で血栓ができ、脳、肺、心臓などに梗塞を起こす「エコノミークラス症候群」になる可能性があります。

合併症❽ ストレス

●胃・十二指腸潰瘍やせん妄（p.121 参照）を起こす可能性があります。

合併症❾ 手術部位感染（SSI）

●創感染や腹腔内で膿瘍をつくる可能性があります。発赤・腫脹がないか創部を観察しましょう。

合併症❿ ダンピング症候群 (p.121 参照)

●胃切除後の特異的な合併症で、早期と後期に分けられます。

早期 （食後15〜30分程度）	食べ物が急に小腸へ流れ、小腸へ血液がとられることで、全身の血流が低下しショック様症状（冷汗、動悸、悪心、めまいなど）が起こる
後期 （食後2〜3時間程度）	消化された糖質が小腸へ流れることで、腸管から急速に吸収され、いったん高血糖状態となり、インスリンが過剰分泌されることで、今度は低血糖状態となり、めまい、脱力感、ふるえなどの症状が起こる

合併症⓫ 逆流性食道炎 (p.81 参照)

●特に胃全摘術の場合、食べ物が食道へ逆流しやすくなります。

胃切除後は、何年経ってもダンピング症候群が起こる可能性があります。患者さんが忘れたころに何度も起こることがあるので注意しましょう。

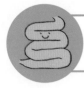 # 小腸

小腸 の解剖生理

●十二指腸、空腸、回腸から成り立ち、約6mあります。

十二指腸：胃から食べ物が運ばれ、胆汁、膵液を合わせ消化させ、空腸に運ぶ。
空腸：口側約2/5で主に消化しながら蠕動する。
回腸：肛門側3/5で主に水分や栄養を吸収する。

小腸の全体像

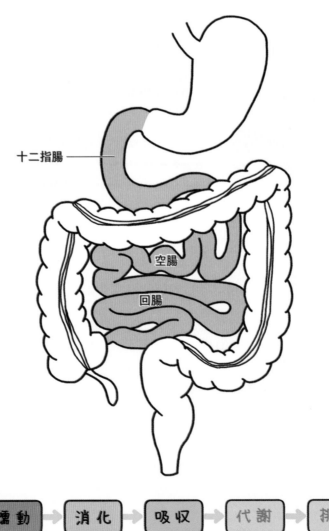

十二指腸

空腸

回腸

小腸のはたらき　蠕動 → 消化 → 吸収 → 代謝 → 排泄

小腸 の主な疾患

閉塞	
物理的	▶小腸癌 ▶粘膜下腫瘍（SMT） ▶炎症による瘢痕（クローン病、感染性、ベーチェット病など） ▶小腸ポリープ ▶術後狭窄
機能的	▶麻痺性イレウス

吸収障害
▶セリアック病（グルテン腸症） ▶乳糖不耐症 ▶タンパク漏出性胃腸症

消化不良
▶短腸症候群 （胆汁、膵液の不全にて脂肪の消化不良が生じる）

疾患❶ 小腸癌

●原因は不明であり、クローン病や潰瘍性大腸炎などの自己免疫疾患、家族性大腸腺腫症やポイツ・イェガース症候群、リンチ症候群などの遺伝性疾患が考えられている。

治療
手術

疾患❷ 麻痺性イレウス

●明らかな原因はわかっていないが、蠕動運動が悪くなる症状を呈する。
●開腹手術、腹膜炎、腸炎、薬剤性、腸間膜の血栓・塞栓などが疑われる。

治療
薬物療法、イレウス管挿入

腹部立位Ｘ線検査

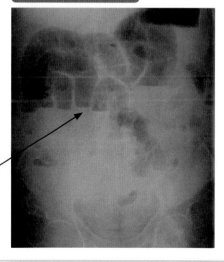

小腸の蠕動が低下し、消化液がたまり、消化液とガスの境界線が生じ、ニーボー（鏡面像）を認める。

疾患❸ 短腸症候群

●デンプン、二糖類、タンパク質の消化不良を生じる。

治療
点滴療法、薬物療法、（手術）

疾患❹ セリアック病（グルテン腸症）

●タンパク質のグルテンに対する遺伝性の不耐症で、吸収不全により下痢、低栄養、体重減少を生じる。

治療
グルテンフリーの食事療法、薬物療法

疾患❺ 乳糖不耐症

●牛乳の中に含まれるラクトース（乳糖）を分解するラクターゼという消化酵素の分泌不全で、下痢、腹部不快感、腹痛を生じる。

治療
不耐原因の同定による食事療法

疾患❻ タンパク漏出性胃腸症

●粘膜からアルブミンが異常漏出することで低タンパク血症を生じる。

治療
食事療法、薬物療法

小腸 主な術式

小腸部分切除術

小腸 切除後の主な合併症

※ p.101「大腸」の解説を参照。

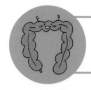

大腸

 の解剖生理

●大腸は、虫垂、盲腸、結腸（上行結腸、横行結腸、下行結腸、S状結腸）、直腸から成り立ちます。

●小腸で吸収しきれなかった水分と電解質を吸収し、食物残渣を便として排泄します。

●粘液を分泌し、便の運搬を促す役割をします。

大腸の全体像

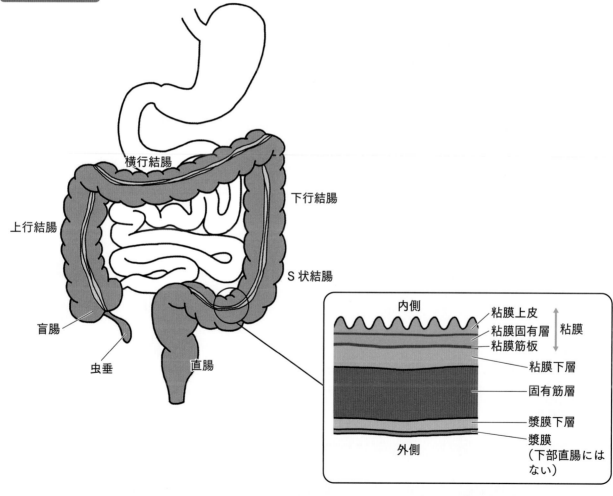

横行結腸

下行結腸

上行結腸

S状結腸

盲腸

虫垂

直腸

内側

粘膜上皮
粘膜固有層 — 粘膜
粘膜筋板

粘膜下層

固有筋層

漿膜下層
漿膜
（下部直腸にはない）

外側

大腸のはたらき

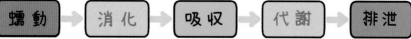

蠕動 ➡ 消化 ➡ 吸収 ➡ 代謝 ➡ 排泄

大腸 の主な疾患

閉塞	
物理的	▶大腸癌 ▶粘膜下腫瘍（SMT） ▶炎症による瘢痕 　（潰瘍性大腸炎、クローン病、虚血 　性大腸炎、大腸憩室炎、感染症など） ▶大腸ポリープ ▶糞便 ▶術後狭窄
機能的	▶巨大結腸症

吸収障害
▶脱水 　（下痢により水分の吸収障害により生じる） ▶電解質異常 　（下痢によるナトリウムなどの電解質吸収障害 　により生じる）

疾患❶ 大腸癌

●危険因子として、食事、クローン病や潰瘍性大腸炎など
の自己免疫疾患、家族性大腸腺腫症などの遺伝性疾患な
どが考えられている。

治療
内視鏡的切除、化学療法、放射線療法、化学放射線療法、
ステント治療、手術

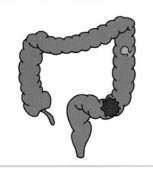

疾患❷ 潰瘍性大腸炎

●原因は不明だが、腸内細菌などの環境異常や遺伝性、自
己免疫異常などが原因で、大腸粘膜にびらんや潰瘍を形
成する。

治療
薬物療法（5-ASA 製剤、ステロイド、免疫抑制薬、抗 TNF-
α製剤）、血球成分除去療法、手術

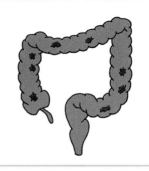

疾患❸ クローン病

●原因は不明だが、腸内細菌などの環境異常や遺伝性、自己免疫異常などにより、消化管（口から肛門まで）壁の全層性に炎症が起こり、潰瘍や狭窄を形成する。

治療
栄養療法、薬物療法（5-ASA 製剤、ステロイド、免疫抑制剤、抗 TNF- α製剤）、血球成分除去療法、手術

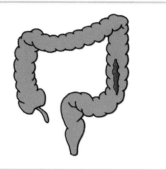

疾患❹ 虚血性大腸炎

●便秘や腫瘍による狭窄が原因で、大腸の血流障害が起こり、粘膜にびらんや潰瘍をきたす。
●左側結腸に多い。

治療
保存的加療、手術

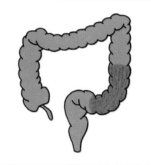

疾患❺ 大腸憩室炎

●先天性と後天性がある。後天性は、便秘によって腸管内圧が上昇することが原因といわれている。
●治療が必要な疾患は、憩室内に糞便がたまり細菌が増殖することで起こる憩室炎や、憩室内の血管が破綻することで起こる憩室出血などがある。

治療
保存的加療、手術

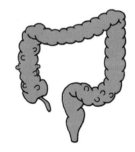

疾患❻ 虫垂炎

●糞石や腫瘍などにより、虫垂の内腔が閉塞して内圧が上昇し、細菌が増殖することで虫垂炎をきたす。
●カタル性（軽い炎症）、蜂窩織炎性（強い炎症）、壊疽性（炎症がきつく腐ってしまっている状態）がある。

治療
保存的治療、手術

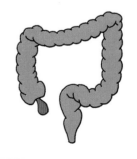

疾患❼ 巨大結腸症

●腸管壁の神経叢の機能不全により、麻痺性イレウスの症状を生じる。

治療
保存的加療、手術

大腸 主な術式

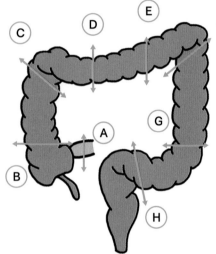
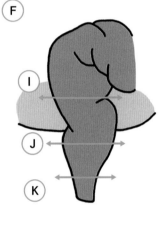
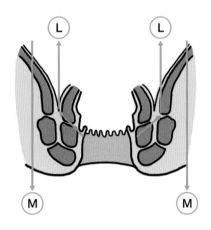

Ⓐ ～ Ⓑ 回盲部切除	Ⓔ ～ Ⓖ 結腸左半切除
Ⓐ ～ Ⓒ 結腸部分切除（上行結腸）	Ⓖ ～ Ⓗ S状結腸切除
Ⓐ ～ Ⓓ 結腸右半切除	Ⓗ ～ Ⓘ 高位前方切除
Ⓓ ～ Ⓔ 結腸部分切除（横行結腸）	Ⓗ ～ Ⓙ 低位前方切除
Ⓕ ～ Ⓖ 結腸部分切除（下行結腸）	Ⓗ ～ Ⓚ 超低位前方切除

Ⓛ 結腸部分切除（上行結腸）

Ⓜ 直腸切断術（マイルズ手術）

ハルトマン手術：切除し吻合せずに口側を人工肛門にする

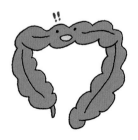

大腸 切除後の主な合併症

合併症❶ 出血

●吻合部の出血で、血便になる可能性があるので、チェックしましょう。

合併症❷ 臓器損傷

●腸管、泌尿器、生殖器が隣接しているので、遅発性に損傷することもあります。

合併症❸ 尿管損傷

●尿管穿孔や尿管狭窄になると、水腎症になる可能性があるので、泌尿器科にステント留置を依頼します。

合併症❹ 縫合不全 （p.121 参照）

●腹膜炎になれば致命的になる可能性があるので、保存的に治療するのか、再手術を行うのかの判断が重要です。

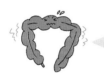

再手術になれば人工肛門
（ストーマ）造設が必要に
なる場合も多く、患者さん
への負担は大きいです。

人工肛門（ストーマ）の例

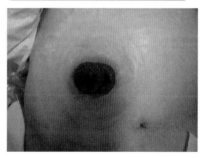

右上腹部に双孔式（2つ孔）で横行結腸人
工肛門（ストーマ）造設後。

合併症❺ イレウス・腸閉塞 （p.130 参照）

●嘔吐から誤嚥性肺炎や脱水、電解質異常、細菌の増殖による感染の増悪により致命的となる可能性もあります。腹部膨満、悪心・嘔吐がないか、排ガス・排便の有無をチェックしましょう。

合併症❻ 血栓・塞栓症

●長時間足を動かさないことで、下肢で血栓ができ、脳、肺、心臓などに梗塞を起こす「エコノミークラス症候群」になる可能性があります。

合併症❼ ストレス

●胃、十二指腸潰瘍やせん妄（p.121 参照）を起こす可能性があります。

合併症❽ 手術部位感染（SSI）

●便がたまっていたところを手術しているので、他の消化器より感染する可能性があります。
●創部が膿んでいないか、発赤・腫脹がないか、創部を観察しましょう。

合併症❾ ストーマトラブル（p.121 参照）

●人工肛門（ストーマ）の便もれなどで、皮膚びらん、皮下膿瘍などを起こす可能性があります。

ストーマトラブルの例

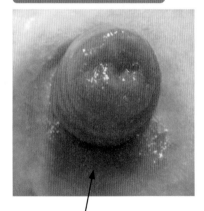

尾側の周囲に発赤・びらんを認める

Coffee break　WOC ナースって、どんなナース？

「ストーマのことは WOC に相談しよう」という会話をすることが多いです。WOC ナースとは Wound（創傷）・Ostomy（オストミー）・Continence（失禁）の分野および排泄管理・セルフケア支援に関する高い看護技術をもった看護師で、現在では「皮膚・排泄ケア認定看護師」と呼ばれており、毎年増加傾向にあります。手術創部や褥瘡管理、尿や便失禁などのマネジメントだけでなく、ストーマケアについての情報提供や、ストーマ周囲皮膚の管理、ストーマ装具の選択などのサポートも行います。

肝臓

肝臓 の解剖生理

●肝臓は**胆汁を生成**し、分泌する役割をします。また腸管から吸収された**栄養素の代謝**（分解、合成、貯蔵）をしたり、**解毒**（有害物質の分解）を行います。
●胆汁の役割：脂肪の乳化に必要。

肝臓と関連する血管

肝臓を細かく見ていきます。

　肝細胞の総数は約 2,500 億個といわれていますが、50 万個ほどが集まって肝小葉とよばれる六角形の集合体を形成し、これらが450〜500万個集まり肝臓を形成しています。
　肝小葉には中心にある中心静脈と、周囲にグリソン鞘とよばれる小葉を区切る組織があります。グリソン鞘には、門脈からの枝である小葉間門脈と、肝動脈の枝である小葉間動脈、肝細胞から合成される胆汁を胆管に送り出す小葉間胆管の3つがあります。

　小葉間門脈と小葉間動脈から送り出された血液は、類洞を通って肝細胞に O_2 や栄養を供給し、細胞から不要物を受け取って中心静脈に流し込みます。中心静脈から肝静脈へ送り出され、尿素などは腎臓から尿として排泄され、再利用可能なタンパク質は再度肝臓へ戻ってきてアミノ酸－タンパク質の分解再合成が行われます（PART 3のp.77 参照）。

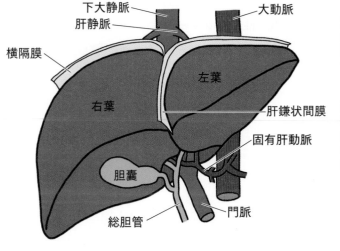

下大静脈
肝静脈
横隔膜
大動脈
左葉
右葉
肝鎌状間膜
固有肝動脈
胆嚢
総胆管
門脈

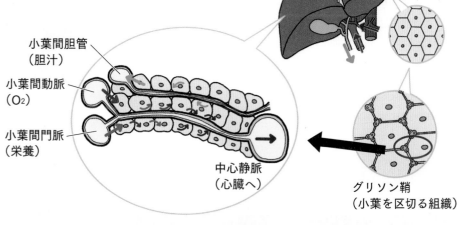

肝小葉

小葉間胆管
（胆汁）
小葉間動脈
（O_2）
小葉間門脈
（栄養）
中心静脈
（心臓へ）
グリソン鞘
（小葉を区切る組織）

肝臓のはたらき　蠕動　→　消化　→　吸収　→　代謝　→　排泄

食道
胃
小腸
大腸
肝臓
胆道
膵臓

肝臓 の主な疾患

炎症
▶肝炎：ウイルス性（A型、B型、C型など） 　　　アルコール性 　　　非アルコール性 　　　薬剤性 　　　自己免疫性 　　　原発性胆汁性

肝臓癌
▶原発性（肝細胞癌）： 　　　ウイルス性 　　　アルコール性 　　　非アルコール性脂肪性（NASH） ▶転移性

その他
▶脂肪肝 ▶肝囊胞 ▶肝血管腫　など

疾患❶ 肝炎

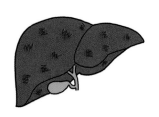

- ●ウイルス性（A型、B型、C型など）、薬剤性、自己免疫性、アルコール性などが原因で、発熱、全身倦怠感、黄疸などが起こる。
- ●劇症化すると、傾眠傾向、異常行動、羽ばたき振戦や脳症などが出現する。

治療
急性肝炎：安静、禁酒、食事療法、薬物療法（抗ウイルス薬、ステロイド薬）、輸液、原因薬剤を同定し中止
劇症肝炎：血漿交換、持続的血液濾過透析、手術（肝臓移植）

疾患❷ 肝硬変

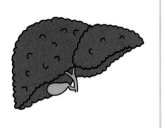

- ●慢性肝炎が進行することで、線維化が進み、硬く、凹凸のある表面になる。
- ●進行すると、全身倦怠感、黄疸、皮膚搔痒感、腹水などが出現する。

治療
慢性肝炎、肝硬変：対症療法、薬物療法（抗ウイルス薬、インターフェロン）、手術（肝臓移植、腹腔静脈シャント（デンバーシャント）手術）

💬 デンバーシャント

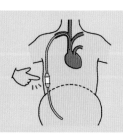

肝硬変やがん性腹水で、利尿薬やアルブミンなどの薬物療法の「内科的治療に抵抗性の難治性腹水症」に対して適応です。
皮下トンネルをつくり、腹腔内と中心静脈を交通するカテーテルを埋め込む治療です。
圧較差で自動的に流れますが、**チャンバーを定期的に押して閉塞予防を指導します。**

疾患❸ 肝臓癌

- ●原発性（肝細胞癌）：慢性肝炎、肝硬変から発症する。
- ●転移性：他の癌から転移する。
- ●進行すると、全身倦怠感、黄疸、腹水、疼痛などが出現する。

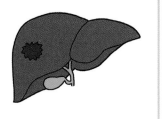

治療

手術、全身化学療法、局所化学療法（肝動脈化学塞栓療法［TACE］、
肝動注化学療法［TAI］）、経皮的ラジオ波焼灼術（RFA）

術中の肝臓

正常	肝硬変	転移性肝癌

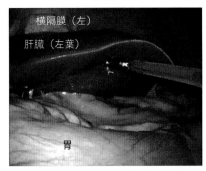

横隔膜（左）

肝臓（左葉）

胃

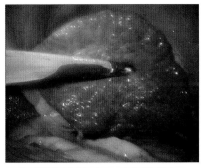

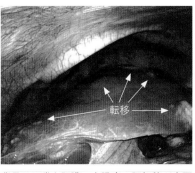

転移

暗赤色で、辺縁は鋭、表面は平滑な肝臓。

軽度白色調、辺縁は鈍、表面は凹凸。

背景は正常な肝臓、大腸癌の肝転移が表面に散在している。

肝臓癌の局所化学療法

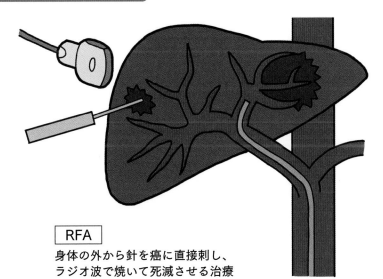

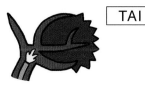

TAI

癌を栄養している肝動脈まで
カテーテルを進め、直接抗がん薬を
注入する治療

RFA

身体の外から針を癌に直接刺し、
ラジオ波で焼いて死滅させる治療

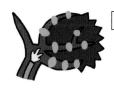

TACE

TAIと同様に、抗がん薬を注入し、
その後ゼラチンスポンジやビーズで
肝動脈を塞ぐ治療

疾患❹ 脂肪肝

●肝臓に中性脂肪がたまった状態。
●ほとんどが過食と多量飲酒や糖尿病などの生活習慣病が原因だが、ステロイドの服用や代謝異常なども原因になる。

治療
食事療法、運動療法、生活習慣の改善、薬物療法

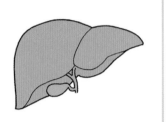

肝臓 ▶ 主な術式

部分切除、亜区域切除、区域切除、葉切除など

基本は、病気がある部分の肝臓と、場合により胆嚢を切除します。

部分切除

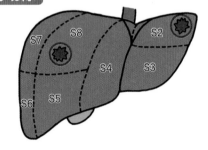

亜区域切除

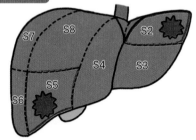

区域切除

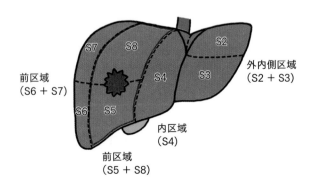

前区域
(S6 + S7)

外内側区域
(S2 + S3)

内区域
(S4)

前区域
(S5 + S8)

葉切除

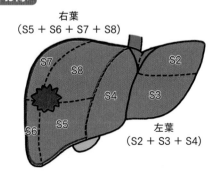

右葉
(S5 + S6 + S7 + S8)

左葉
(S2 + S3 + S4)

肝臓 切除後の主な合併症

合併症❶ 肝不全

● 肝臓が十分にはたらかなくなり、死に至ることもあります。
● 肝硬変などもともと肝臓の機能が低下している患者さんや、肝臓を大量切除する患者さんで起こる可能性があります。

合併症❷ 出血

● 肝臓は血流が豊富な臓器で、術後出血の可能性があります。
● 血管造影による動脈塞栓術や再手術が必要になるので、ドレーンの性状、量が増えていないかなど注意しましょう。

合併症❸ 胆汁漏

● ドレーンの性状が黄色くなる場合は、胆汁漏を疑います。
● ドレナージが効いていれば保存的に治癒する場合もありますが、難渋する場合は再手術が必要になることもあるので、ドレーンの性状に注意しましょう。

合併症❹ イレウス・腸閉塞 (p.130 参照)

● 腹部操作で癒着が起こり、嘔吐する可能性があります。

合併症❺ 血栓・塞栓症

● 門脈に血栓ができたり、長時間足を動かさないことで、下肢で血栓ができ、脳、肺、心臓などに梗塞を起こす「エコノミークラス症候群」になる可能性があります。

合併症❻ ストレス

● 胃・十二指腸潰瘍やせん妄（p.121 参照）を起こす可能性があります。

合併症❼ 手術部位感染（SSI）

● 創感染や腹腔内で膿瘍をつくる可能性があります。創部に発赤・腫脹がないか観察しましょう。

胆道

胆道 の解剖生理

- 肝臓で生成された胆汁を十二指腸に運ぶ役割をします。
- 胆汁が流れる管を**胆管**、途中で胆汁を貯留し、排泄する袋のことを**胆嚢**と呼びます。

胆道と周辺臓器

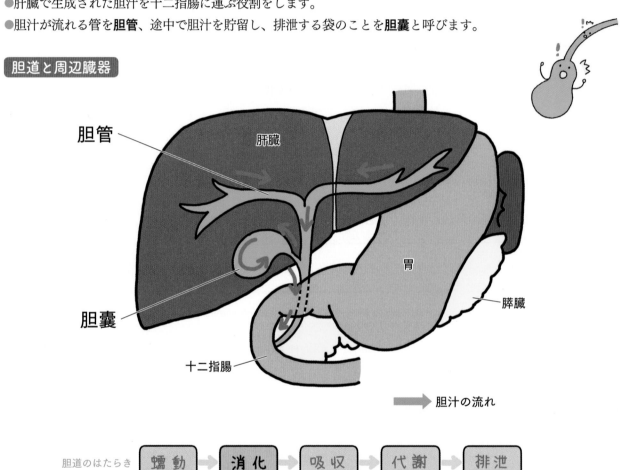

胆管
肝臓
胆嚢
十二指腸
胃
膵臓

→ 胆汁の流れ

胆道のはたらき　蠕動 → 消化 → 吸収 → 代謝 → 排泄

胆道 の主な疾患

閉塞
▶結石（胆嚢結石症、総胆管結石症）
▶癌（胆管癌、胆嚢癌、十二指腸乳頭部癌）

その他
▶ポリープ
▶胆嚢腺筋症　など

疾患❶ 胆嚢結石症

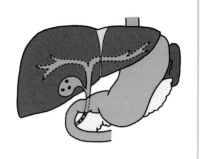

- 結石ができやすい人の特徴として、Fatty（太った）、Forty（40歳代）、Female（女性）、Fair（白人）、Fecund（多産婦）の「5F」が知られている。
- その他、過食や糖尿病、高脂血症などの生活習慣病も原因になる。

治療

手術（胆嚢摘出術、総胆管切石術）、内視鏡治療（内視鏡的乳頭切開術［EST]）

💬 EST（内視鏡的乳頭切開術）
内視鏡を用いて十二指腸までチューブを挿入し、胆管の出口である乳頭部に EST 用ナイフを挿入し、高周波で切開し、出口を広げる治療。

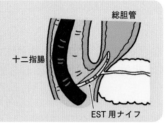

総胆管

十二指腸

EST 用ナイフ

疾患❷ 胆嚢癌

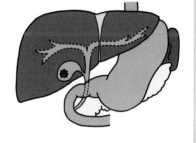

- 原因は不明だが、膵・胆管合流異常症、胆嚢腺筋症などが考えられる。
- 自覚症状、初期症状に乏しく、また周囲に肝臓、胆管、膵臓、十二指腸、大腸など重要臓器が存在するため、発見された時点で周囲臓器に浸潤していることが多い。

治療

手術（胆嚢摘出術、胆管切除＋肝切除、膵頭十二指腸切除術［PD]）、化学療法、放射線療法、化学放射線療法

疾患❸ 胆管癌

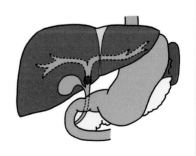

- 原因は不明だが、膵・胆管合流異常症、原発性硬化性胆管炎などが考えられる。
- 肝内胆管癌と肝外胆管癌に分類され、さらに肝内胆管癌は遠位胆管癌と肝門部胆管癌に分けられる。
- 胆道閉塞をきたすと発熱や疼痛、全身倦怠感、黄疸、皮膚掻痒感などが出現する。

治療

手術（胆嚢摘出術、胆嚢床切除術、右肝切除、その他肝切除、膵頭十二指腸切除［PD]、その他合併切除）、化学療法、放射線療法、化学放射線療法

疾患❹ **十二指腸乳頭部癌**

●胆管と膵管が十二指腸につながる部位を十二指腸乳頭部という。原因は不明だが、十二指腸乳頭腺腫から発生すると考えられている。

治療
手術（胆嚢摘出術、肝切除術、膵頭十二指腸切除術）、化学療法、放射線療法、化学放射線療法、薬物療法

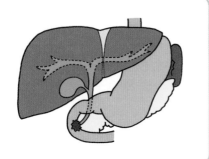

疾患❺ **胆道ポリープ**

●過食や糖尿病、高脂血症などの生活習慣病が原因になる。
●10mm を超えるポリープは悪性の可能性があることから、治療の対象になる。

治療
手術（胆嚢摘出術）

胆嚢 主な術式

腹腔鏡下胆嚢摘出術

腹腔鏡下胆嚢摘出術の創口イメージ

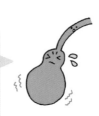

最近では１つの傷から行う単孔式で行われることも多いですが、炎症が高度であれば開腹手術になる可能性もあります。

３〜４か所を
１〜２cm切開

胆囊 摘出術後の主な合併症

合併症❶ 出血

● 炎症が強い場合、術中・術後に出血する可能性があるので、チェックしましょう。

合併症❷ 臓器損傷

● 肝臓、十二指腸、総胆管、膵臓が隣接しているので、術中だけでなく遅発性に損傷することもあります。

合併症❸ 胆汁漏

● 炎症が強い場合、胆管損傷や処理した胆囊管が破綻して起こる可能性があります。
● ドレーンが挿入されている場合は、ドレーンの性状が黄色くなり胆汁漏を疑います。ドレーンが挿入されていない場合は、腹膜炎症状となる可能性があるので注意して診察しましょう。

合併症❹ 手術部位感染（SSI）

● 創感染や腹腔内で膿瘍をつくる可能性があります。創部に発赤・腫脹がないか観察しましょう。

合併症❺ イレウス・腸閉塞 (p.130 参照)

● 腹部操作で癒着が起こり、嘔吐する可能性があります。

合併症❻ 血栓・塞栓症

● 長時間足を動かさないことで、下肢で血栓ができ、脳、肺、心臓などに梗塞を起こす「エコノミークラス症候群」になる可能性があります。

合併症❼ ストレス

● 胃・十二指腸潰瘍やせん妄 (p.121 参照) を起こす可能性があります。

膵臓

膵臓 の解剖生理

●膵臓は、**膵液**を生成、分泌し十二指腸まで運ぶ役割（外分泌機能）と、**ホルモン**を生成し、血液中に分泌する役割（内分泌機能）をします。

> デンプン、タンパク質、脂肪を消化する

> 血糖値を調整する
> グルカゴン：血糖値を上げる
> インスリン：血糖値を下げる
> ソマトスタチン：グルカゴン、インスリン分泌の調整や
> 消化液の分泌を抑制

膵臓の全体像

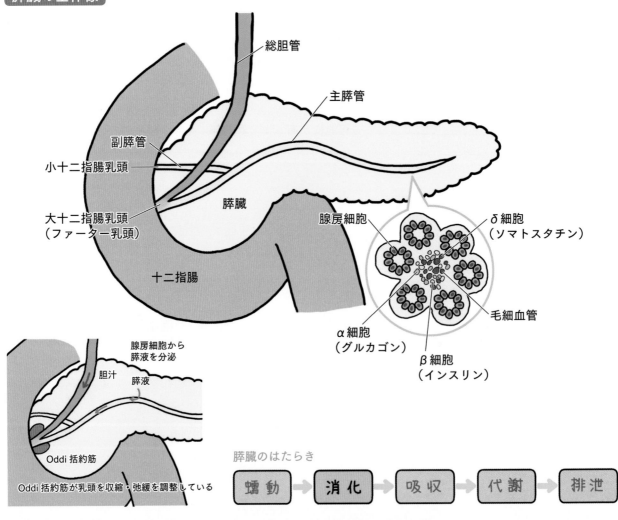

Oddi 括約筋が乳頭を収縮・弛緩を調整している

膵臓のはたらき

蠕動 → 消化 → 吸収 → 代謝 → 排泄

膵臓 の主な疾患

炎症	
急性膵炎	▶アルコール性 ▶結石（総胆管結石） ▶薬剤性 ▶ERCP（内視鏡的逆行性胆管膵管造影） ▶副甲状腺機能亢進症
慢性膵炎	▶長期のアルコール性 ▶結石（総胆管結石性、膵石） ▶自己免疫性

閉塞
▶膵臓癌 ▶膵神経内分泌腫瘍（NET）

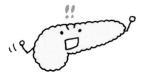

疾患❶ 急性膵炎

- 原因はアルコール性、胆石性がほとんどだが、薬剤性やERCP 検査に伴って起こることもある。
- 発熱、上腹部痛、背部痛、嘔吐などがみられ、重症化すると、意識障害やショック状態に陥ることもある。

治療
保存的治療（絶飲食、安静）、輸液、薬物療法、手術

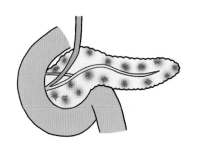

疾患❷ 慢性膵炎

- 胆石性や自己免疫性のほかに、男性では長期間の大量飲酒、女性では特発性が多くみられる。慢性膵炎では膵管が細くなり、膵石ができたりすることで膵液の流れが悪くなる。
- 上腹部痛、背部痛がみられ、膵臓の機能が低下すると消化不良を伴う下痢や糖尿病を発症もしくは増悪する場合がある。

治療
禁煙、禁酒、生活習慣の改善、薬物療法、内視鏡治療（内視鏡的経鼻膵管ドレナージ［ENPD］、内視鏡的膵管ステント留置術［EPS］）、手術

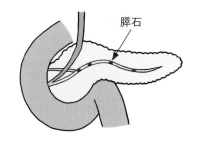

膵石

疾患❸ **膵臓癌**

- 原因は、糖尿病や肥満、飲酒や喫煙などといわれている。
- 大半は膵管粘膜から発生する。
- 腹痛や背部痛、糖尿病の発症もしくは増悪、黄疸を認める。

治療
手術（膵頭十二指腸切除術［PD］、膵体尾部切除術、膵全摘術）、化学療法、放射線療法、化学放射線療法

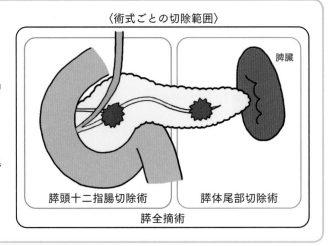

〈術式ごとの切除範囲〉

脾臓

膵頭十二指腸切除術　　膵体尾部切除術

膵全摘術

疾患❹ **膵神経内分泌腫瘍（NET）**

- 神経内分泌細胞が腫瘍化したもの。
- **インスリン分泌細胞の場合**：インスリノーマ（低血糖発作など）
- **ガストリン産生細胞の場合**：ガストリノーマ（Zollinger-Ellison 症候群：難治性消化性潰瘍、水溶性下痢など）
- **グルカゴンの場合**：グルカゴノーマ（高血糖など）
- **ソマトスタチンの場合**：ソマトスタチノーマ（糖尿病、脂肪性下痢、胆石など）
- **VIP の場合**：VIPoma（WDHA 症候群：水溶性下痢、低カリウム血症、無胃酸症など）

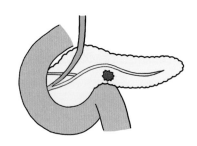

治療
手術（膵頭十二指腸切除術［PD］、膵体尾部切除術、膵全摘術）、化学療法

膵臓　主な術式

膵頭十二指腸切除術（PD）

●膵頭部、遠位胆管、胆嚢、十二指腸を周囲のリンパ節、神経、脂肪組織とともに切除します。

＋

チャイルド法再建（膵空腸吻合、胆管空腸吻合、胃空腸吻合）

●再建方法は膵臓・胆管・消化管のつなぐ順番、膵臓を空腸とつなぐか胃とつなぐか、胃を切除
するかなどにより、さまざまな再建方法があります。

PD のイメージ

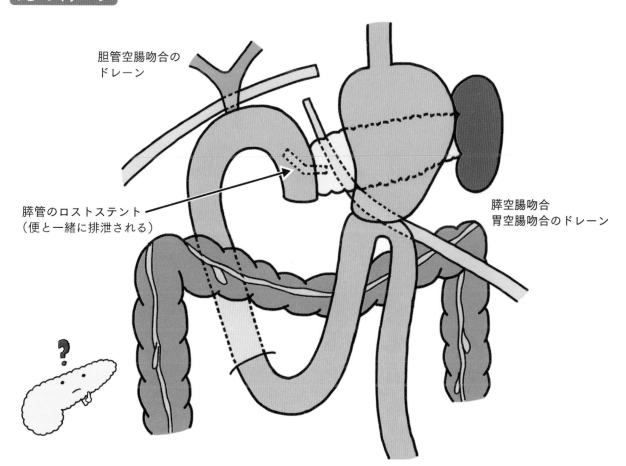

胆管空腸吻合の
ドレーン

膵管のロストステント
（便と一緒に排泄される）

膵空腸吻合
胃空腸吻合のドレーン

115

膵臓 切除後の主な合併症

合併症❶ 出血

- ●吻合部の出血により、吐血やタール便になる可能性、腹腔内の出血で突然死の可能性があるので、チェックしましょう。

合併症❷ 膵液瘻 (p.121 参照)

- ●膵液が漏れ出すことで起こります。
- ●感染が加わると、タンパク質分解酵素が活性され、周囲臓器を消化します。血管壁が消化され、動脈瘤となり腹腔内出血を引き起こし、大出血による突然死の可能性もあります。
- ●血管造影による動脈塞栓術や再手術が必要になるので、ドレーンの性状、血性になったりしていないか（ワインレッドのように濃くなってきていないか）、排液量が増えていないかなど注意しましょう。

PD 後膵液瘻

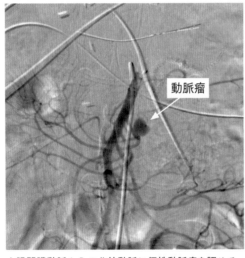

上腸間膜動脈からの分枝動脈に仮性動脈瘤を認める。

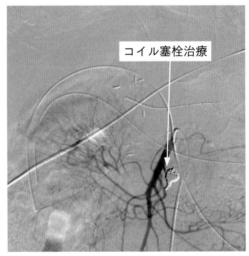

仮性動脈瘤直前までマイクロカテーテルを進めて、動脈瘤内にコイルを充填して塞栓した。

合併症❸ **胆汁漏**

●ドレーンの性状が黄色くなる場合は、胆汁漏を疑います。

●ドレナージが効いていれば保存的に治癒する場合もありますが、難渋する場合は再手術が必要になることもあります。

合併症❹ **縫合不全**（p.121 参照）

●腹膜炎になれば致命的になる可能性があります。保存的に治癒するのか、再手術を行うのかの判断が重要です。

合併症❺ **吻合部狭窄**

●吻合部が狭窄し、腹部膨満、嘔吐などが起こることがあります。

合併症❻ **イレウス・腸閉塞**（p.130 参照）

●腹部操作で癒着が起こり、嘔吐する可能性があります。

合併症❼ **血栓・塞栓症**

●門脈に血栓ができたり、長時間足を動かさないことで、「エコノミークラス症候群」といわれる下肢で血栓ができ、脳、肺、心臓などに梗塞を起こす可能性があります。

合併症❽ **ストレス**

●潰瘍やせん妄（p.121 参照）を起こす可能性があります。

合併症❾ **手術部位感染（SSI）**

●創感染や腹腔内で膿瘍をつくる可能性があります。創部に発赤・腫脹がないか観察しましょう。

消化器疾患の術前・術後管理

POINT 1

診察はここをチェック！

☑症状

☑ 痛みの増悪、

☑ 呼吸困難はないか、

☑ 声がかすれていないか、

☑ 飲み込みにくさがないか

☑バイタルサイン

☑ 発熱、血圧、脈拍、 SpO_2 に変化はないか

☑ドレーン

☑ ドレーン排液の性状、量の変化はないか

☑IN-OUT バランス

☑ 時間当たりの尿量が保たれているか

POINT

2 合併症予防のポイント

大原則❶

禁煙指導

●喫煙者は痰の量が多くなります。禁煙で術後肺炎の可能性を減らしましょう。
●術前呼吸リハビリテーションを行い、術後の排痰のトレーニングをしましょう。

大原則❷

栄養指導

●少しでも、体力、免疫力改善を指導しましょう（p.145 参照）。

食道癌患者
大酒家が多く、それに伴い低栄養
の場合も少なくありません。

**アルコール性肝炎や
ウイルス性肝炎、脂肪肝の患者**
肝機能障害がベースにあるので、
栄養状態が悪いことが多いです。

膵臓癌の患者
糖尿病があることが多いため、血
糖コントロールが重要です。栄養
指導や内服、インスリン注射を行
います。

胃切除術を受ける患者
胃酸が減少するため、ビタミン
B_{12} や葉酸の吸収を助ける内因子
のはたらきがなくなることで貧血
が起こります（巨赤芽球性貧血）。
食事で鉄やビタミン B_{12}、C の多
い食品を組み合わせて摂るよう
に指導を行います（p.151 参照）。
カルシウム吸収が減少するた
め、カルシウムとビタミンDを
摂るように指導します。

大原則❸

口腔ケア

●歯科、口腔外科とともに、適切なケアで術後肺炎の可能性を減らしましょう。

大原則❹

血栓予防

●弾性ストッキングやフットポンプで血栓予防を行います。術前から血栓が指摘されている場合は、抗凝固療法を行うこともあります。

大腸の疾患

ストーマサイトマーキング

●主治医と造設予定位置を確認しましょう（p.139 参照）。

大腸の疾患

術前下剤処置

●イレウス・腸閉塞になりかけている病変の場合は、術前下剤処置を行うとイレウス・腸閉塞になる可能性があるので、主治医に確認しましょう。

肝臓の疾患

肝機能評価

●術前に Child-Pugh 分類、肝障害度分類（liver damage）で肝予備能の評価が重要です。
●術後採血にて肝胆道系酵素やアンモニアなどの数値に注意しましょう。

③ 合併症が疑われる場合の 対応ポイント

誤嚥性肺炎 ➡ 吸引

- 痰が多いので、適宜吸引を行いましょう。
- 適宜体位変換を行い、長時間の仰臥位を避けましょう。

縫合不全 ➡ CT 検査

- 縫合不全など、緊急対応の合併症の可能性があれば、主治医と検査のタイミングを相談しましょう。

反回神経障害 ➡ 嚥下リハビリテーション

- 反回神経障害が疑われれば、嚥下リハビリテーションを行いましょう。

ダンピング症候群 ➡ 栄養指導

- ダンピング症候群は早食い、大食いで起こりやすく、何年経っても起こる可能性もあります。ゆっくり、少しずつ、回数で量をとっていくイメージです。
- 後期であれば、食後2～3時間に糖分摂取などの追加指導を行います。

ストーマトラブル ➡ ストーマケアの見なおし

- パウチの種類、皮膚保護剤、貼り方など主治医や WOC ナースと相談しましょう（p.139参照）。

膵液瘻 ➡ ドレーン排液検査

- ドレーン排液のアミラーゼやビリルビンの計測や、CT 検査が必要か主治医への提案のタイミングを検討しましょう。

せん妄 ➡ 早期離床

- 環境変化によるストレスや、検査や手術による侵襲も原因になることがあるので、患者さんが落ち着ける環境に整えましょう。日にちや時間、場所、家族関係がわかりやすいように、カレンダーや時計、家族の写真などを目の届く場所に掲示しておきます。昼間に活動させ、夜に眠る生活リズムを整えましょう。
- 興奮状態にある場合は、点滴やドレーン、尿道留置バルーンカテーテルなどを抜いてしまう危険もありますが、尊厳を保つためなるべく抑制を避けるため、家族や代理の人が付き添うようにします。困難な場合は、薬物療法や抑制帯を使用します。抑制を行う必要がある場合は、同意書を確認しましょう。

POINT

4 退院前の確認・調整ポイント

退院先・退院時期

- ●自宅退院なのか、転院なのか、退院時期を主治医と相談しましょう。
- ●自宅退院の場合、訪問診療や看護が必要か、介護認定の書類などの用意は必要かもチェックしましょう。

退院後の受診確認

- ●次回受診日、投薬確認、他科との連携はどうかも確認しましょう。

患者指導

- ●禁煙の継続を指導しましょう。
- ●できれば退院後も呼吸リハビリテーション継続を指導しましょう。
- ●嚥下機能を考慮し、自宅での栄養指導を行いましょう（p.145 参照）。

●ストーマ造設術後の場合

ストーマが一時的か永久かを確認し、永久であれば申請書の準備をしてもらいましょう。
自宅退院の場合、ストーマケアが患者さん・家族で対応困難な場合は、訪問診療や看護が
必要ないか、介護認定の書類など用意はいらないかもチェックしましょう。

●カニューレが入っている場合

定期的なカニューレ交換の予定を確認しましょう。
どの施設で？　どの程度の期間で？　予約や診療情報提供書は？

●腸瘻が入っている場合

経腸栄養の指導を行いましょう。閉塞する場合があるので、対応を指導しましょう。

Case Conference | 直腸癌の阪神虎男さんの場合

86歳

❹入院～手術～退院

入院・手術

● ロボット支援下低位前方切除術＋D3郭清術＋横行結腸人工肛門造設術を行う。

● 最終病理結果にて漿膜下層まで浸潤し、リンパ節転移を認め、Stage Ⅲb と診断された。

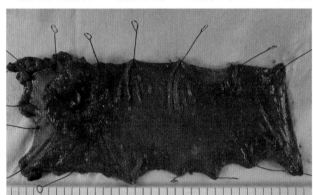

Rectal cancer、Rb、2型、35×40mm、
環周率70%、tub2、pap、tub1、pT3(A) 、
INFb、Ly1b、V1c、 先進部組織型tub2、
BD1、Pn0、DR mature、腺腫成分（－）、
pPM0、pDM0、pRM0、pN1a (1/11)、M0 、
pStage Ⅲb 、R0、CurA

中分化管状腺癌、乳頭腺癌および高分化管状腺
癌の増殖がみられる（B4、B5、最大割面切片：
B4）。
癌は粘膜層から外膜下層にまで浸潤している。

上記のような病理診断がかえってきます。ポイントは、深達度（T）、リンパ節転移
（M）、遠隔転移（M）がどうかです。取扱い規約やTNM分類などで重要な項目で、
それにより進行度・ステージが決まります。リンパ節や遠隔転移があれば、抗癌
剤や手術などの追加治療が必要になる場合が多いのでチェックしておきましょう。

術後の経過

● 術後3日目に麻痺性イレウスを合併したため胃管を挿入する。

● 保存的に軽快し、術後8日目に胃管を抜去し、9日目より食事開始となった。

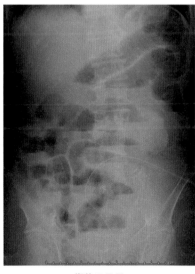

術後3日目

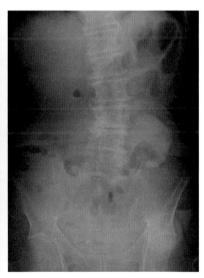

術後8日目

入院時のPFMの項
目（p.60）を、入院
手術することで変化
していないかを
チェックしましょう。

退院前アセスメント

★ p.61、62 の情報参照

医療面	□治療方針（積極的治療、BSC、ターミナル）が未決定 □疾患と今後についての理解がない □療養の支援体制が組まれていない □経口摂取が困難である □疼痛コントロールが困難である □転院が必要である □服薬管理ができない ■医療処置の導入がある（自己注射・褥瘡処置・経腸栄養　中心静脈栄養・気管切開・人工呼吸・吸引・在宅酸素療法・人工肛門・尿路系管理・ドレーン管理・疼痛管理　など）
介護面	□退院後、介護サービスの利用が必要である □排便コントロールが必要である □尿器・ポータブルトイレを利用している ■独居である □身内がいない・または疎遠である □高齢世帯である □同居者または支援者自身が介護が必要である □退院後、ADL・IADL において支援が必要である □移動に介助が必要である □退院後に住居環境の調整が必要である □退院後に介護用品、福祉用具が必要である
社会面	□福祉制度が必要 □生活保護の申請が必要 □公的機関との連携体制が必要

退院後

● 退院後は抗がん薬を半年間追加する、補助化学療法についてインフォームドコンセントし、今後5年間外来経過観察する方針を確認する。

● ストーマケアについて訪問看護の導入が必要と判断し、介護保険の申請を行い、要支援2を認定。地域包括支援センターに連絡し、訪問看護やヘルパーの申請を行い、患者さんの負担が少ない在宅での適切な処置を行った。

● 退院処方、次回受診の予約の確認、紹介医への退院報告などを行う。

退院後は、外来にて採血・CT 検査などを用いて、再発・転移がないかを経過観察していきます。

消化器
Step Up Care

消化器症状が出現し、かかりつけ医での診察、専門の検査から治療について、解剖生理を理解したうえで、患者さんの入院から退院までのケアができたと思います。ここからは、さらにステップアップしたケアをするために、消化器で必要な知識をまとめていきましょう。

腹腔内ドレーンのアセスメント

治療を行うドレーンと異なり、術後に挿入されている腹腔内ドレーンはインフォメーションドレーンと呼ばれ、観察用です。腹腔内で出血や縫合不全、腹腔内膿瘍やリンパ漏（乳び）が起こっていないかを観察し、もし異常が起これはドレーンを治療用としても使います。

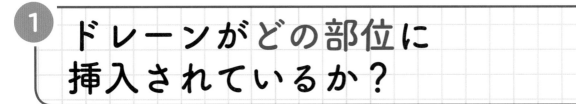

POINT 1 ドレーンがどの部位に挿入されているか？

吻合部や切除部位付近は腹水がたまりやすく、ドレーンの留置が必要になります。

まずは、ドレーンが**どこの部位**に挿入されているか、**何 cm の位置**で固定されているかを確認します。間違いのないようにドレーンバッグに名称をつけておきましょう。

ドレーンの留置❶ 腹水がたまりやすい部位

● 左右の横隔膜下、左右の傍結腸溝、Morison 窩（肝腎陥凹）
● 骨盤内では、女性では Douglas 窩（直腸子宮窩）、男性では直腸膀胱窩　など

ドレーンの留置❷ 手術した部位

胃	では	Winslow 孔（肝十二指腸間膜の背側のすきま）
直腸	では	仙骨前面（直腸をはがしてできた仙骨の前）や骨盤底（骨盤の深部で肛門挙筋上）、経肛門（直腸内に留置）
肝臓	では	肝下面（肝臓と大腸の間）や肝断端や切離面（肝臓を切除した付近）

経肛門ドレーン

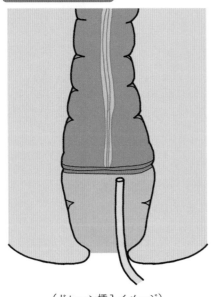

（ドレーン挿入イメージ）

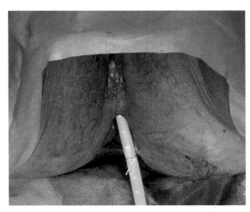

超低位前方切除術で、経肛門にドレーンを直腸内に留置。直腸手術、特に肛門に近い位置での吻合の場合に腸管内圧を減圧する（ガス抜き）目的に、経肛門ドレーンを留置する。

バッグ内にガスや便がたまりますが、固定がゆるんで抜けてきたり脇漏れする場合があり、不快感の原因になるので肛門部も同時に観察してください。

主な腹腔内ドレーンの位置

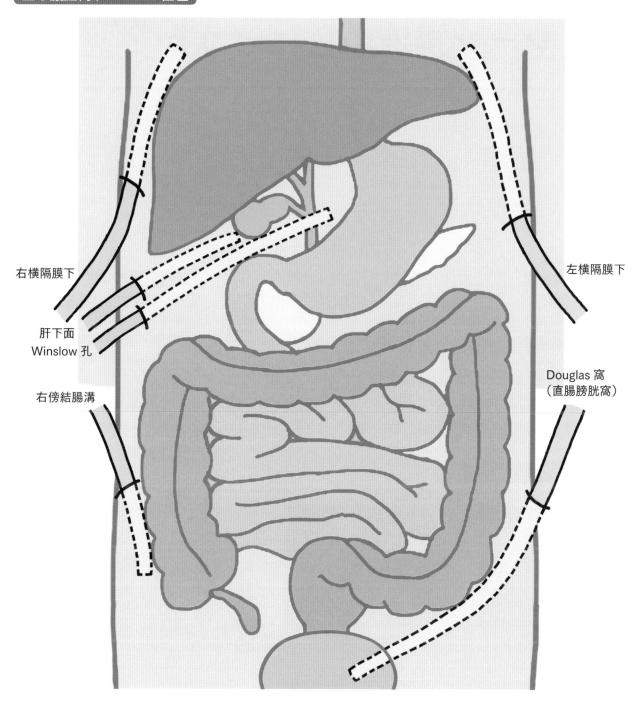

右横隔膜下

左横隔膜下

肝下面
Winslow 孔

Douglas 窩
（直腸膀胱窩）

右傍結腸溝

ドレーン排液の色はどうか？

通常、ドレーンの排液は「淡血性」→「淡々血性」→「漿液性」と変化していきます。

報告時の「血性」という表現には気をつけましょう。「血性」はいわゆる輸血バッグの色で、術後出血していることを意味します。緊急止血術をしなければいけない！とビックリする医師もいるので、表現には注意が必要です。

通常の変化

手術当日 淡血性

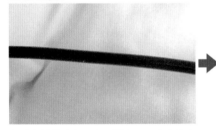

腹腔内洗浄液混じりの排液で、出血などあれば濃くなり、量が増量する。

術後1日目 淡々血性

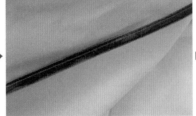

徐々に色が薄くなり、減量していく。

術後2日目 漿液性

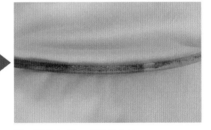

淡々黄色のリンパ液が中心。

ドレーンの異常排液の例

腸液様

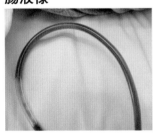

縫合不全などを疑う。

膿性

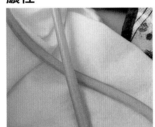

腹腔内腫瘍などを疑う。

乳び

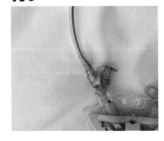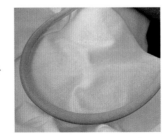

漿液性から食事開始後に白濁。食事の脂質がリンパ管ルートでカイロミクロンが吸収される過程で（PART 3 の p.77参照）、癌の手術の際にリンパ節郭清した部位のリンパ管が破綻していると、カイロミクロンが漏出して乳び腹水として観察される。

腹腔内ドレーン

イレウス・腸閉塞

ストーマ

食事管理

薬の選び方

POINT ③ ドレーン排液の**量**はどうか?

　術直後は腹腔内を洗浄した排液が含まれ、多めにカウントされることがありますが、徐々に減量されていきます。排液が減量されず、**術直後から 100mL/ 時以上続く場合は、腹腔内出血が疑われる**ため、医師に連絡しましょう。

　逆に急な減量はドレーンの閉塞を疑います。そのときは、ドレーンをつたって刺入部から脇漏れすることがあります。

皮膚の発赤・腫脹などの観察も行いましょう。皮膚の細菌がドレーンをつたって逆行性感染の原因にもなるため、疑ったときは主治医に相談してください。

POINT ④ ドレーン排液の**性状**はどうか?

　ドレーン排液を廃棄するときに、サラサラした液なのか粘調のある液なのかを確認しましょう。**粘調性の場合は感染した排液**の可能性を考えます。

POINT ⑤ ドレーン排液の**におい**はどうか?

　表現が難しいですが、「**くさいかどうか**」を確認します。細菌によって特有のにおいもあるので、便臭なら大腸菌?　粉っぽいにおいなら緑膿菌かな?　アンモニア臭なら尿の漏出の可能性もあるかな?　などと、医師は判断したりしています。

ドレーン抜去のタイミングは、クリニカルパスで決められていることが多いですが、医師の判断になるので確認しましょう。

イレウス・腸閉塞の病態生理と対応

イレウスと腸閉塞は臨床の現場で同じように使われていますが、厳密にいうと異なる病態です。イレウスは麻痺性で消化管の蠕動が低下する状態が原因なのに対し、腸閉塞は癒着や捻転などにより管腔が閉塞する状態と定義されています。イレウス・腸閉塞の病態生理を理解すると、1段階 Step Up したケアが可能です！

麻痺性イレウス 全体的にノロノロ運転

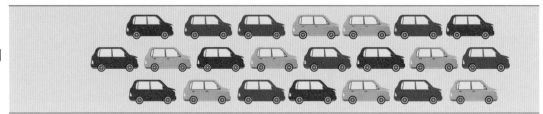

口側　　　　　　　　　　　　　　　　　　　　　　　　肛門側

腸閉塞 狭い道幅のところがある

口側　　　　　　　　　　　　　　　　　　　　　　　　肛門側

口側が拡張する

麻痺性イレウスは、炎症などで下痢をするけれど、おなかが張ります。

腸閉塞は、癒着などでガスや便が出なくて、おなかが張ります。

PART

4

腹腔内ドレーン

イレウス・腸閉塞

ストーマ

食事管理

薬の選び方

イレウス・腸閉塞は 死に至る危険がある

消化管のケアをするにあたり、ポイントは「**消化管は汚い**」ということです。人は常在菌といわれる細菌たちと共存しています。消化器の医師が注意しているのは、脱水や電解質異常により身体のバランスが崩れ、さらに細菌が増殖して感染することです。

イレウス・腸閉塞の病態生理と治療の全体像

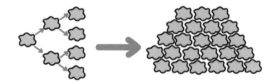

20分で2倍、1時間で8倍、2時間で64倍
1日で1000億の100億倍に！！

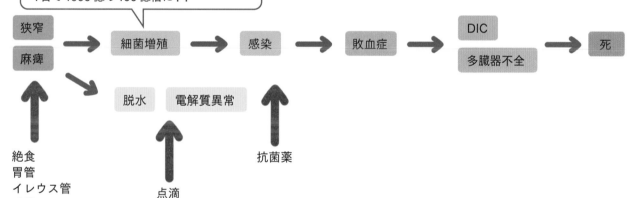

| 狭窄 | | |
| 麻痺 | |

細菌増殖 → 感染 → 敗血症 → DIC／多臓器不全 → 死

脱水　電解質異常

絶食
胃管
イレウス管
手術

点滴

抗菌薬

❶
イレウス・腸閉塞により消化管の狭窄が起こると、消化管内が「交通渋滞」となり、細菌が増殖する（p.132参照）

❷
細菌が増殖し消化管に炎症が起きると、粘膜バリアを通過してしまうバクテリアル・トランスロケーションが起こり、血中に細菌が侵入し「菌血症」となる

❸
さらに生体反応から臓器機能が低下し「敗血症」となる

❹
すると多臓器に及び「多臓器不全」になったり、炎症で微小血栓ができ、出血傾向となる「播種性血管内凝固症候群（disseminated intravascular coagulation：DIC）」を引き起こしたりすることで、「死」に至る

POINT
② 胃管・イレウス管で交通渋滞を解消する

イレウス・腸閉塞になると、腸管の内容物の流れが止まってしまうなど「交通渋滞」が起こり嘔吐します。また、狭窄によって細菌が増殖するので、まず渋滞の解消が必要です。

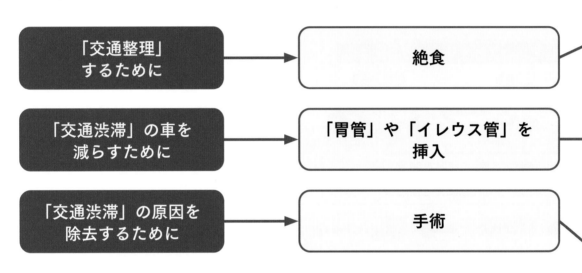

「交通整理」するために	→	絶食
「交通渋滞」の車を減らすために	→	「胃管」や「イレウス管」を挿入
「交通渋滞」の原因を除去するために	→	手術

「胃管」と「イレウス管」はどう使い分ける？

「胃管」は文字どおり胃内の排液を吸引除去します。もっと奥の狭窄で「交通渋滞」と判断すれば、「細菌増殖」を少しでも減らしたいので「イレウス管」を挿入します。
ただ、「挿入にテクニックがいる」こと、「透視室で挿入する」こと、「時間がかかる」こと、操作中に「誤嚥して肺炎になる可能性がある」ことなど、いろいろな状況を判断して胃管かイレウス管かを決定します。

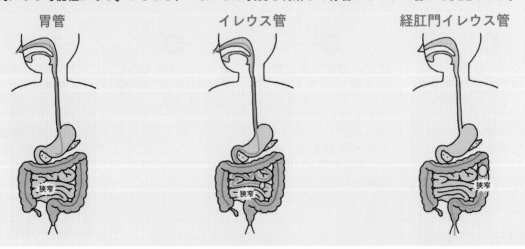

胃管　　　　　　　　　イレウス管　　　　　　経肛門イレウス管

狭窄　　　　　　　　　狭窄　　　　　　　　　狭窄

PART

4

腹腔内ドレーン

イレウス・腸閉塞

ストーマ

食事管理

薬の選び方

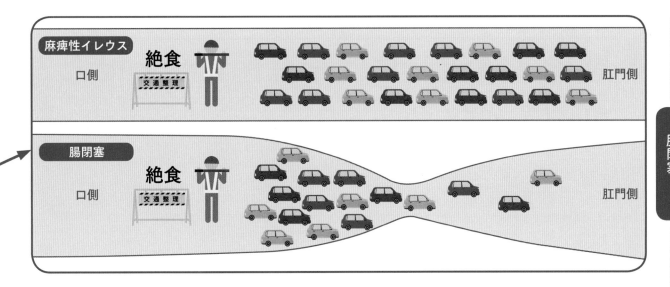

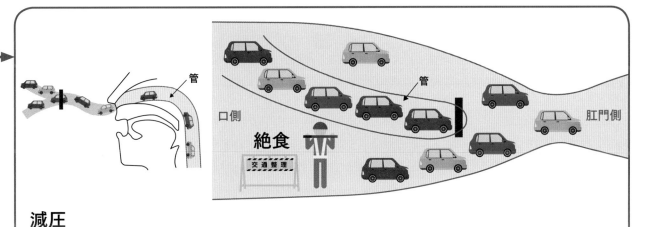

減圧
「胃管」や「イレウス管」を挿入して、渋滞している車（腸液）を体外へ除去していきます

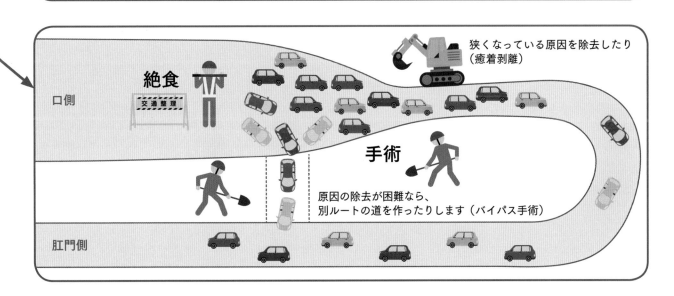

狭くなっている原因を除去したり
（癒着剥離）

手術

原因の除去が困難なら、
別ルートの道を作ったりします（バイパス手術）

POINT

③

感染（徴候）には常在菌に合わせた抗菌薬を投与する

消化管の部位によって常在菌が異なるため、抗菌薬の種類を考えます。

例えば、小腸で狭窄ならグラム陽性球菌をターゲットにした抗菌薬にしようか、大腸での狭窄ならグラム陰性桿菌をターゲットにした抗菌薬にしようか、など医師は考えています。

POINT

④

敗血症によるショックに注意！

グラム陰性桿菌はエンドトキシンという毒素を出すので、ショックになりやすいです。そのため、大腸での狭窄は、医師はバイタル変化や尿量変化を特に注意しています。

いろいろな報告で、敗血症の治療が遅れるほど死亡率が上昇するといわれています。敗血症を疑い、「大丈夫なはず」と思わずに早期に対応しましょう。①培養検体の採取（血液や尿、痰やドレーン排液など）、②抗菌薬の投与、③感染源の同定（画像検査など）、④感染源コントロール（ドレナージや再手術など）が重要です。

敗血症の診断基準

1．敗血症
感染症（疑いを含む）と Sequential（Sepsis-Related）Organ Failure Assessment（SOFA）スコアの2点以上の上昇。

2．敗血症性ショック
敗血症、かつ、適切な輸液をしても平均血圧を 65 mmHg 以上に維持するために血管作動薬の使用が必要、かつ、血中乳酸値が 2 mmol/L を超えた状態
（この3項目を満たすと、現時点では死亡率は 40％を超えるとされる）

日本集中治療医学会・日本救急医学会合同 日本版敗血症診療ガイドライン 2020 特別委員会：日本版敗血症診療ガイドライン 2020. 日本集中治療医学会雑誌 2021；28（Suppl）：S23-26. を参考に作成

PART

4

腹腔内ドレーン

イレウス・腸閉塞

ストーマ

食事管理

薬の選び方

医師は、この基準で点数を
つけようとします。

SOFA スコア

スコア	0	1	2	3	4
呼吸 PaO₂/FiO₂	≧ 400	< 400	< 300	< 200	< 100
凝固 血小板数（/μL）	≧ 15 万	< 15 万	< 10 万	< 5 万	< 2 万
肝 ビリルビン（mg/dL）	< 1.2	1.2 ～ 1.9	2.0 ～ 5.9	6.0 ～ 11.9	> 12.0
循環	平均血圧 ≧ 70mmHg	平均血圧 < 70mmHg	DOA < 5 γ or DOB 使用	DOA 5.1 ～ 15 or Ad ≦ 0.1 γ or NOA ≦ 0.1 γ	DOA > 15 γ or Ad > 0.1 γ or NOA > 0.1 γ
意識 Glasgow Coma Scale	15	13 ～ 14	10 ～ 12	6 ～ 9	< 6
腎 クレアチニン（mg/dL） …（あるいは） 尿量（mL/ 日）	< 1.2	1.2 ～ 1.9	2.0 ～ 3.4	3.5 ～ 4.9 < 500	≧ 5.0 < 200

DOA：ドパミン、DOB：ドブタミン、Ad：アドレナリン、NOA：ノルアドレナリン

quick SOFA スコア

項目	点数
意識変容	1
呼吸数：≧ 22 回 / 分	1
収縮期血圧≦ 100mmHg	1

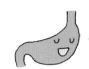

一般病棟での簡易版としては、quick
SOFA スコアも推奨されています。

２点以上で敗血症を疑う

急変時に早期の適切な対応を行うため、Rapid Response
System（RRS）起動基準を設けている施設もあるので、
確認しておきましょう。

敗血症（p.134 ～ 135）の参考文献

1 ）日本集中治療医学会・日本救急医学会合同 日本版敗血症診療ガイドライン 2020 特別委員会：日本版敗血症診療ガイドライン 2020．日本集中
治療医学会雑誌 2021；28（Suppl）：S23-26.

POINT
5

脱水や電解質異常には適切な輸液を

イレウス・腸閉塞では、狭窄により本来吸収されるはずの水分や電解質がなくなるため、「脱水」や「電解質異常」になります。バイタルサイン、尿量測定の1日回数を変更するかを医師に確認しましょう。

1日の消化液の量と電解質バランス

消化液	1日量 （mL/日）	Na（meq）	K（meq）	Cl（meq）
唾液	1000	30	20	30
胃液	2000	50	10	100
胆汁	500	150	5	100
膵液	1000	150	5	80
小腸液	2000	130	5	100
大腸液	500	130	10	100

輸液の量は IN-OUT バランスが重要です。

輸液の種類の選択ポイントと代表的な輸液製剤

どこが「狭窄」している？

失われている消化液は何？

【選択の例】
唾液や胃液 の場合 ⇒ 維持輸液（例：3号液）
腸液 の場合 ⇒ 細胞外液など

	輸液の種類	Na（meq）	K（meq）	Cl（meq）
低張性電解質液	1号液	77〜90	0	70〜77
	2号液	60〜84	20〜30	49〜66
	3号液	35〜50	17〜35	28〜50
	4号液	30	0	20
	6号液	30	0	20
細胞外液	5％ブドウ糖液	0	0	0
	生理食塩水	154	0	154
	リンゲル液	130〜147	4	109〜155

PART

4

腹腔内ドレーン

イレウス・腸閉塞

ストーマ

食事管理

薬の選び方

排液の色の変化に注意する

　イレウス・腸閉塞で「胃管」「イレウス管」を挿入した際は、排液の量だけでなく、色の観察も重要です。イレウス・腸閉塞は狭窄により、腸液が交通渋滞しています。腸液内の直接ビリルビンが長時間とどまることで酸化され、ビリベルジンに変わって、黄色から緑色の腸液となります。

　ステップアップのために、ビリルビンの生成過程をみてみましょう。

ビリルビンの生成過程と腸液の排泄

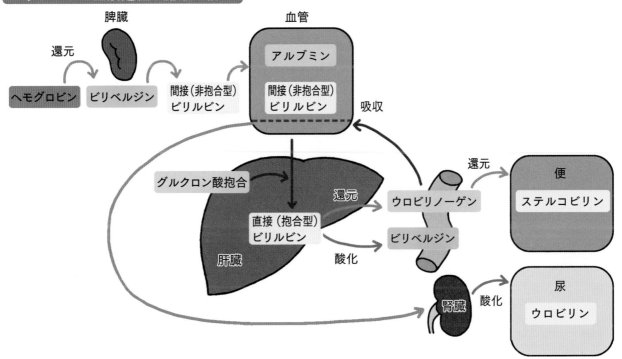

① 老化した赤血球が脾臓で壊され、ヘモグロビンがビリベルジン（緑色）に変わる。

② 還元され間接ビリルビン（黄色）となり、血中ではアルブミンと結合して肝臓へ移動する。

③ 肝臓でグルクロン酸抱合され、直接ビリルビン（黄色）になり、胆汁として排泄される。

④ 腸内細菌によって還元され、ウロビリノーゲン（無色）となり、さらに還元され糞便の色のステルコビリン（茶色）となり排泄される。

⑤ 腸管内のウロビリノーゲンは一部血液中に再吸収され、胆汁排泄されるものもあるが、酸化され尿の色のウロビリン（黄色）となり排泄される。

　古い腸液を吸引し、交通渋滞が解消され腸液が流れ出すと、新しい腸液が吸引されてきますので、黄色の腸液となってきます。そのときに主治医は「イレウス・腸閉塞が治ってきているかな？」と判断しています。量が減ってきて、透明な色に変わってくると、「胃液がメインとなっているかも。チューブを抜去しよう！」といった判断をしています。

イレウス・腸閉塞排液カラーチャート

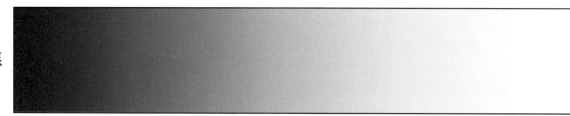

悪　　　　　　　　　　　　　　　　　　　　　　　　　　　　　　　　　　　　良

イレウス・腸閉塞の排液の変化

胃管挿入：1日目	胃管挿入：3日目	胃管挿入：5日目

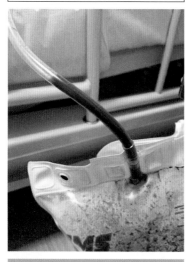 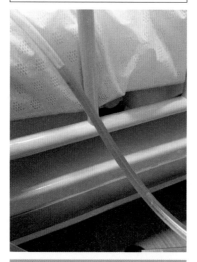 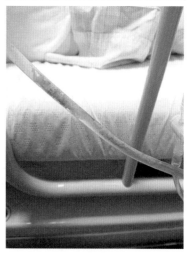

ビリベルジン	直接（抱合型）ビリルビン	胃液中心

ドレーンや胃管・イレウス管などは、抜くのは簡単ですが、入れるのは患者さんにとって大変です。再挿入の場合は人手や時間もかかるので、医師は診療の合間を見計らって、日勤帯の早い時間に抜くようにしています。

PART
4

腹腔内ドレーン

イレウス・
腸閉塞

ストーマ

食事管理

薬の選び方

ストーマトラブルの予防

近年、高齢化により患者さんや家族によるストーマ（人工肛門）のセルフケアが難しくなっています。ストーマ造設後のイメージができないまま手術し、後々トラブルになるケースも少なくありません。そのため、術前オリエンテーションを行い、患者さん・家族にストーマを受容していただく必要があります。

また術後のケアを通じて、患者さん自身のセルフケア能力や家族の協力度合い、訪問サービスが必要な場合はソーシャルワーカーなどへの調整も必要です。

POINT 1 その人に合った位置にストーマを造設する

ストーマトラブルを予防するためには、その患者さんに合った位置にストーマをつくることが大事です。「クリーブランドクリニックの原則」「大村の原則」に基づき、ストーマサイトマーキングを行います。

クリーブランドクリニックの原則

❶臍より低い位置
❷腹直筋を貫く位置
❸腹部脂肪層の頂点
❹皮膚のくぼみ、しわ、瘢痕、上前腸骨棘の近くを避けた位置
❺本人が見えることができ、セルフケアしやすい位置

ストーマリハビリテーション講習会実行委員会編：ストーマリハビリテーション　実践と理論. 金原出版，東京，2006：107-113. より引用

大村の原則

❶腹直筋を貫通させる
❷あらゆる体位（仰臥位、座位、立位、前屈位）をとって、しわ、瘢痕、骨突起、臍を避ける
❸座位で患者自身が見ることができる位置
❹ストーマ周囲平面の確保ができる位置

大村裕子：クリーブランドクリニックのストーマサイトマーキングの原則の妥当性. 日本ストーマリハビリテーション学会誌 1998；14（2）：33-41. より引用

ストーマサイトマーキングのイメージ

腹直筋の外縁

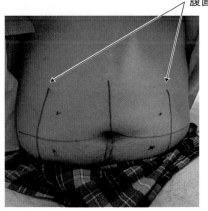

座位

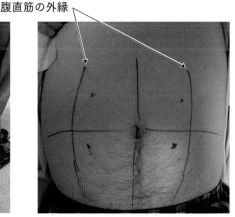

仰臥位

ストーマ造設位置の選択例

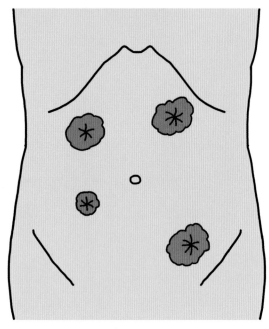

外観イメージ

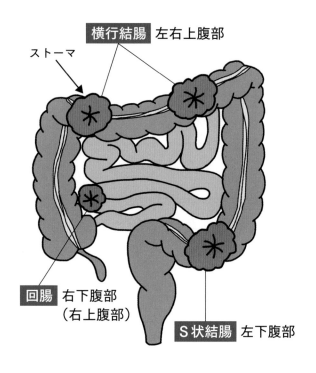

横行結腸 左右上腹部

ストーマ

回腸 右下腹部
（右上腹部）

S状結腸 左下腹部

ストーマ造設後

写真では、直腸癌に対し、腹腔鏡下超低位前方切除＋一時的回腸双孔式人工肛門造設術後。
回盲部より約30cmの回腸を選択したため、術前マーキングの右下腹部を選択。

座位：正面

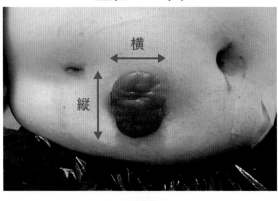

横

縦

座位：側面

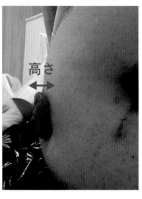

高さ

視診
術直後からの浮腫状変化もとれ、最終パウチを選択する段階

色調
梅肉様で血色良好、血流障害も認めない

高さ
サイズは縦 4.5cm×横3cm×高さ1cm

周囲皮膚
発赤やびらんなどの皮膚障害もない

PART

4

腹腔内ドレーン

イレウス・腸閉塞

ストーマ

食事管理

薬の選び方

POINT

2

ストーマの色調に異常はないか？

正常のストーマは梅肉様と表現される色調をしています。血流不良で黒色になっていないか観察しましょう。

POINT

3

ストーマの高さは適切か？

回腸で2cm、結腸で1cmの高さは必要といわれています。飛び出しすぎていないか、また皮下へ嵌入していないかを観察しましょう。

POINT

4

ストーマ周囲皮膚に異常はないか？

ストーマ周囲で粘膜皮膚離開や周囲膿瘍、皮膚障害がないか観察しましょう。

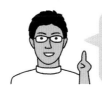

ストーマ造設後早期は、ストーマ観察が重要なため、短期交換用で透明なタイプのパウチにしましょう。
異常がなければ社会復帰に向けての装具選択を考えていきます。

ストーマトラブル❶ 血流障害

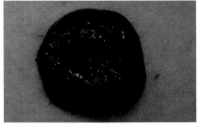

色調不良でストーマの血流障害を疑う。

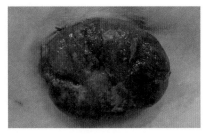

血流障害から粘膜壊死を起こしている。

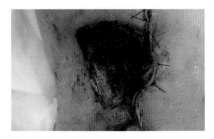

挙上腸管が完全に壊死している。

（注：3つの写真は別患者）

● 術直後はうっ血でストーマが暗赤色になっている場合もありますが、血流障害が起こると、全体的に暗赤色から黒色調に変化していきます。

● 血流が改善しないと、粘膜が脱落していき、腸管壊死が起こり、放置すると腹腔内に便が入り込み腹膜炎となるため、その前に緊急手術となることが多いです。気になる変化があれば早めに医師に報告しましょう。

ストーマトラブル❷ 脱出

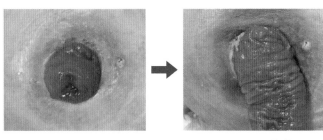

腹圧でストーマ脱出を認める。

● 基本的には人工肛門再形成術を行いますが、状態により手術ができない場合も多いです。

● 脱出により、粘膜がこすれて出血することがあるので、大きめのパウチを用意したりして対応します。

ストーマトラブル❸ 陥没

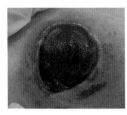

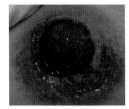

口側腸管が皮膚レベルより陥没しており、頻回の漏出により周囲皮膚びらんをきたしている。

● ストーマトラブルの中で最も頻度が高い合併症です。水様便の回腸ストーマに多く、高さが低かったり、周囲皮膚にしわやくぼみがあると起こりやすいです。

● 皮膚障害を治すためには、皮膚の保清、粉状皮膚保護剤を散布し、しわやくぼみがある場合は、用手形成皮膚保護剤で凹凸を埋めたり凸面装具などを組み合わせて対応します。

PART

4

腹腔内ドレーン

イレウス・腸閉塞

ストーマ

食事管理

薬の選び方

POINT

5

ストーマケアの指導は術前から始める

まずはストーマの受け入れから開始し、家族も含め手技を指導します。

パウチをはがす、ストーマ周囲の保清、面板のカット、貼り付け作業など、工程表を用いて手技を確認していきましょう。

ストーマは患者さんにとって受け入れがたいものです。術前からオリエンテーションを行い、家族と一緒に少しずつ慣れていってもらいましょう。

指導❶ 入浴・シャワー

●食前か排便の少ない時間が望ましく、入浴用パウチなどを使用するなどの説明をしましょう。

指導❷ 食事

●ストーマ造設後は、特別な制限はありません。消化のよい食べ物をバランスよく、規則正しく食べることが基本です（p.145 参照）。排便の状況に合わせて、食事を工夫しましょう。

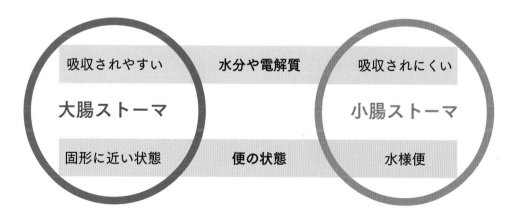

指導❸ **外出・旅行**

●交換用の装具を多めに持参し、シートベルトがストーマにかからないような工夫などを説明しましょう。飛行機では気圧のためパウチが膨らむので、ガス抜きなども確認が必要です。

指導❹ **職場復帰・学校生活**

●体力回復までは自宅療養が必要です。職場の上司や健康管理医、担任の先生、保健の先生との相談など説明しましょう。

指導❺ **性生活**

●心理的・精神的問題や、配偶者、婚約者、恋人から受け入れられるか悩まれることもあるので、装具について相談しましょう。

指導❻ **身体障害者の手続きを確認**

●永久ストーマの場合は身体障害者手帳の4級を取得することができます。ストーマ装具購入の補助があるので市区町村の窓口での手続きを確認しましょう。

POINT

6

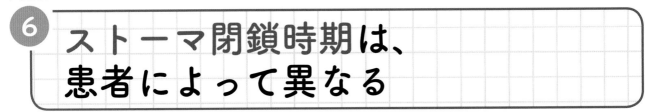

ストーマ閉鎖時期は、患者によって異なる

　術後補助化学療法が必要な患者さんであれば、6か月間の治療を行うことが多く、治療後再発や転移がないか確認してからの手術になります。その他であれば、吻合部に縫合不全や狭窄がないかを検査で確認して、問題なければ手術を行います。

　今後の治療方針や、患者さんの手術希望日程などを考慮し、ストーマ外来の予約や装具の手配などを行いましょう。

PART
4

腹腔内ドレーン

イレウス・
腸閉塞

ストーマ

食事管理

薬の選び方

消化器手術後の食事管理

消化器手術後の状態

● **手術により　臓器（組織）に傷がついている**

飲み込みにくくなっている

胃や腸の消化・吸収機能が低下している

POINT ❶ エネルギー、タンパク質、ビタミン、ミネラルを十分摂る

●退院後の食事に原則的な制限はありません。自分の身体の状態に合わせて、いろいろな食品からいろいろな栄養を摂ることが大切です。

●食べ物から得られる栄養素には、身体を健康な状態に保つための重要なはたらきがあります。朝、昼、夕ともに、主食・主菜・副菜をそろえて食べましょう。バランスのよい食事を、決まった時間に必要な量だけ摂ることは、健康を維持する基本となります。

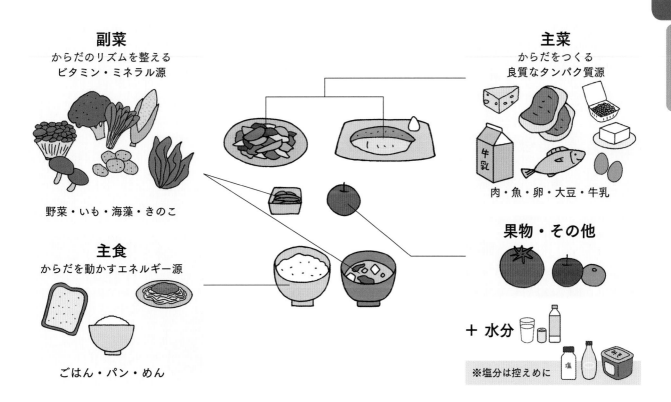

副菜
からだのリズムを整える
ビタミン・ミネラル源

野菜・いも・海藻・きのこ

主菜
からだをつくる
良質なタンパク質源

肉・魚・卵・大豆・牛乳

主食
からだを動かすエネルギー源

ごはん・パン・めん

果物・その他

＋ 水分

※塩分は控えめに

p.145 ～ 153 の内容は、「大阪医科薬科大学病院栄養部 資料」をもとに作成

**POINT ② 食道や胃の手術の後は
流動食→五分粥食→全粥食→普通食の順に進める**

●回復の状況によっては、変更する場合もあります。細かくきざんだり、やわらかく煮込んで、消化のよい食事にします。飲み込みにくい場合は水分にとろみをつけることもあります。
●消化の悪い食品を食べすぎると、下痢（p.6）やイレウス・腸閉塞（p.130）の原因となることがあります。

POINT ③ 使用する食品の種類を除々に増やしていく

POINT ④ 食事は少量からはじめて、徐々に増やしていく

●1回の食事は腹8分目程度とし、満腹になるまで食べることは控えましょう。回復の状態に合わせて、徐々に量を増やしていきます。

POINT ⑤ 少量ずつ口に入れ、よく噛んで、ゆっくり食べる

●ひと口は少量ずつにして、口へ運ぶ間隔をあけることがポイントです。よく噛むことで、唾液と食べ物がよく混ざり、胃腸への負担が軽くなり、食べ物を送り出すはたらきを補います。1回の食事は20～30分程度かけて食べましょう。

POINT ⑥ 食後しばらくは起きた状態で安静にする

●20～30分間くらい安静にし、食べ物の逆流を予防します。

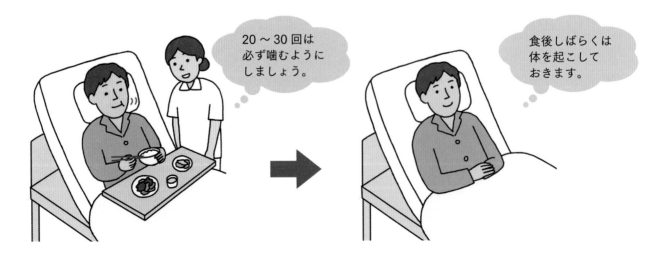

腹腔内ドレーン

イレウス・
腸閉塞

ストーマ

食事管理

薬の選び方

POINT **7** 規則正しく食事を摂る

●1回の食事量は少なめに、食事の回数を増やして、できるだけ同じような時間に食べるように
します。入院中は個包装の食品を補食にしましょう（ヨーグルト、ゼリー、飲料、ビスケット
など）。

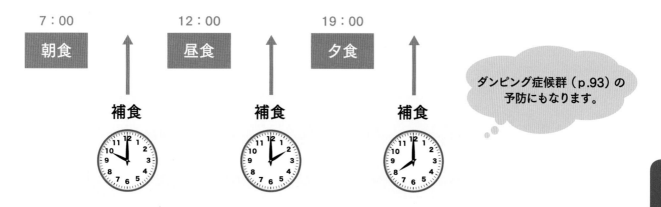

7：00 　　　　　　　 12：00 　　　　　　　 19：00

朝食 　　　　　　　 昼食 　　　　　　　 夕食

補食 　　　　　　　 補食 　　　　　　　 補食

> ダンピング症候群（p.93）の
> 予防にもなります。

POINT **8** アルコール摂取は担当医と相談してから

●アルコールは胃から少しずつ吸収されていきます。飲酒することで食べすぎにつながったり、
食生活を乱す恐れもあります。

POINT **9** 炭酸飲料は控える

●ビールやサイダーなどの炭酸飲料はガスが発生しやすく、腹部膨満感の原因にもなります。

> 手術後に生じる症状は、食事の摂り方で完全に防げるわけではあり
> ませんが、生じにくくすることは可能です。また、手術によって傷つ
> いた部分の修復と、体力の回復のために十分な栄養補給が必要です。

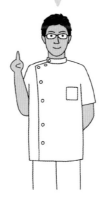

消化器手術後に食品を選ぶ際の目安

　おすすめの食品は基本的に消化しやすいもの、注意したい食品はかたいものや油が多く含まれているもの、食物繊維の多いものなど消化のよくないものです。

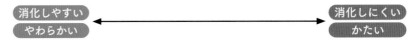

			おすすめ		注意したい
糖質	穀類	米	お粥・軟飯（やわらかいご飯）・もち	ご飯	玄米・雑穀米・赤飯・もち
			いも粥・雑炊	ちらし寿司・かやくご飯	チャーハン・お茶漬け
		パン類	蒸しパン・食パン・バターロール	あんぱん・クリームパン	玄米パン・胚芽入りパン・カレーパン・デニッシュ・クロワッサン
		麺類	うどん・マカロニ・スパゲティ	そうめん	和そば・中華めん
			煮込みうどん	きつねうどん・にゅうめん	ラーメン・焼そば
		その他	生麩・麩・くずきり・はるさめ		とうもろこし
	いも類		じゃがいも・さといも・ながいも	さつまいも	こんにゃく・しらたき
			マッシュポテト・とろろ汁	きんとん	焼きいも
	果物		缶詰・りんご・バナナ・桃・すいか・メロン	キウイフルーツ・いちご・ぶどう・柑橘類（薄皮は除く）	梨・柿・パイナップル・柑橘類・皮付きぶどう・干した果物
			ジャム・コンポート・ジュース		
	菓子類		ビスケット・カステラ・牛乳ゼリー・ゼリー・プリン・ババロア・卵ボーロ・ホットケーキ	シュークリーム・まんじゅう・しょうゆせんべい	スナック菓子・辛いせんべい・豆菓子
タンパク質	肉		皮なし鶏肉・ささみ・ひき肉（脂身少なめ）	レバー・脂肪の少ない牛肉・豚肉	脂肪の多い肉（バラ肉・ベーコンなど）
			そぼろ・肉団子・蒸し鶏・つくね・ロールキャベツ・煮込みハンバーグ・シチュー	バター焼き・しょうが焼き	フライ・カツ・ビーフステーキ・からあげ・カレーライス・揚げぎょうざ・酢豚
	魚	魚介類	あじ・かれい・すずき・さけ・たら・ひらめ・しらす干し・まぐろ赤身	牡蠣・さば・さんま・ぶり	貝類・いか・たこ・すじこ・干物・佃煮・塩辛
			蒸し魚・煮魚・おろし煮・みそ煮・照焼き・つけ焼き・あんかけ・塩焼き	ムニエル・刺身（新鮮なもの）	油の多い料理（フライ・からあげ・天ぷらなど）
		練り製品	はんぺん	かまぼこ・ちくわ	かまぼこ・ちくわ
	卵		鶏卵・うずら卵		魚卵・すじこ・たらこ
			半熟卵・温泉卵・卵豆腐・茶碗蒸し・卵とじ・かきたま汁	かたゆで卵・炒り卵・オムレツ	揚げ卵
	豆類		豆腐・ひきわり納豆・きなこ・高野豆腐・豆乳	納豆・やわらかい煮豆・グリンピース・油揚げ・厚揚げ（油抜きする）	かたい豆・枝豆
			湯豆腐・煮奴・冷奴・炒り豆腐・みそ煮・白和え・豆腐あんかけ	こしあん・つぶあん	麻婆豆腐・揚げだし豆腐
	乳製品		牛乳・ヨーグルト	チーズ・生クリーム	
			クリーム煮・クリームシチュー	グラタン	

大阪医科薬科大学病院栄養部の資料より引用

PART
4
腹腔内ドレーン
イレウス・腸閉塞
ストーマ
食事管理
薬の選び方

脂質	油脂	バター・マーガリン・マヨネーズ・すりごま・ねりごま	植物油	ラード・落花生・ナッツ類
				油を多く使う料理（天ぷら・フライなど）

使用量に注意しましょう。

ビタミンミネラル	野菜	やわらかく煮た野菜　かぶ・かぼちゃ・キャベツ・大根・カリフラワー・トマト・なす・白菜・ブロッコリー・にんじん・玉ねぎなど　梅干し	ねぎ（細かく切ったもの少量）　生野菜（少量）	繊維の多い野菜　ごぼう・たけのこ・ねぎ・れんこん・もやし・ふき・ぜんまい・わらびなど　香りの強い野菜　うど・にら・にんにく・みょうがなど　かたい漬物（たくあん・つぼ漬け）
		ポタージュスープ・煮浸し・やわらか煮・おろし煮・味噌煮・クリーム煮・味噌汁・あんかけ・温野菜サラダ	野菜炒め・サラダ	かき揚げ・きんぴらごぼう
	海藻	繊維を切ってから料理します。	のり佃煮	昆布・のり・ひじき・わかめ
	きのこ類			きのこ類全般
その他	調味料	塩・しょうゆ・コンソメ・みそ・酢	ケチャップ・ソース	香辛料（からし・カレー粉・わさび・こしょうなど）
	飲み物	煎茶・番茶・麦茶・ほうじ茶・乳酸菌飲料	コーヒー・紅茶	炭酸飲料・アルコール

少量なら風味が増し、食欲増進効果もありますが、使用量に注意しましょう。

冷たすぎるものや熱すぎるものは控えましょう。

薄めにして1日2〜3杯までにしましょう。

調理法	ゆでる・蒸す・煮る	焼く・炒める	揚げる

油の使用量	少 ←――――――――→ 多

●注意が必要な食品

もち
べたつき、傷口にひっかかってつまりやすい。

麺類
ラーメンを除く麺類は、食品自体が消化の悪いものではないが、少しずつよく噛んで食べるということが難しい。

カレーライス・丼物
汁をかけたごはんも、口の中でよく噛むのが難しい。食べるときは十分に気をつけて少量にする。

●特に注意が必要な食品

きのこ・海藻
特に消化の悪い食材であり、退院後もしばらくは避けたほうがよい（ミキサーにかけるなど調理の工夫次第で食べられる）。

絶対に食べてはいけないものはありませんが、個人差がありますので自分の体調に合わせて少量ずつ食べましょう。

手術部位別のトラブルと食事の注意点

消化器の手術後共通

トラブル❶ ダンピング症候群

●食後に、冷汗、動悸、めまい、嘔吐、下痢、熱感、脱力感などの症状が現れることがあります。
●食事の摂り方で予防することができます。

早期ダンピング症候群

●高濃度の食べ物が急速に小腸に流れ込むことによって、食後すぐに不快な症状が現れることがあります。

対策

▶よく噛んでゆっくり食べることが大切です。
▶糖質を多く含むもの、甘いものは控えるようにしましょう。
▶食事中の水分を控えめにし、食事以外の時間でこまめに摂りましょう。

後期ダンピング症候群

●食べ物が小腸に急速に送られると食後血糖値が急激に高くなります。すると、血糖値を下げようとする反応が起こり、食後2〜3時間経つと低血糖症状が現れることがあります。

対策

▶症状が現れた場合は、糖質を多く含むものや甘いものを摂りましょう。
▶外出先には飴などを携帯しましょう。

トラブル❷ イレウス・腸閉塞 (p.130 参照)

●胃の消化機能と貯留機能が低下していることに加えて、わずかな癒着でも食物の貯留や停滞が起こり、通過障害を起こすことがあります。

対策

▶よく噛んで食べることが大切です。一度に食べる量も少なめにして、食事の回数を増やして食べましょう。
▶食物繊維は消化が悪いため腸閉塞の原因にもなりますが、胃術後の腸管運動を改善し、便秘の予防にもなるので工夫して摂るようにしましょう。

胃切除術後

●長い年月をかけて、腸が胃のはたらきに代わり、少しずつ食物をためるようになります。

┌─ 幽門側胃切除の場合 ─┐

幽門を閉じる作用がなくなるので、食べたものが胃にとどまることができず、急速に小腸に送られてダンピング症状を起こしたり、消化が不十分なまま小腸に送られて下痢を起こす可能性があります。

┌─ 胃全摘術の場合 ─┐

噴門を閉じる作用がなくなるので、食べ物が逆流しやすく、ダンピング症状が起こる可能性があります。

┌─ 十二指腸、膵臓、胆嚢なども含めて広く手術した場合 ─┐

消化液やホルモンの分泌が障害されるので、消化剤やインスリンなどを補いながら、慎重な食事管理が必要になります。

[トラブル❶] 貧血

●食品中の鉄は、胃酸で酸化されることで体内に吸収されますが、胃を切除することにより胃酸分泌が減少するため、鉄の吸収が悪くなります（**鉄欠乏性貧血**）。

●胃全摘後ではビタミン B12 や葉酸の吸収を助ける内因子のはたらきがなくなることで貧血が起こります（**巨赤芽球性貧血**）。

[対策]

▶鉄が多く含まれる食品を食べるようにしましょう。またビタミン C には鉄の吸収を助けるはたらきがあるので、ビタミン C が多く含まれる食品を組み合わせて摂りましょう。

▶肝臓に貯蔵されているビタミン B12 は手術後約 5 年でなくなります。食事で鉄やビタミン B12 などの多い食品をしっかり摂ることは大事ですが、薬剤や注射などで補う場合もあります。

[トラブル❷] カルシウム不足

●胃切除後はカルシウムの吸収が減少します。

[対策]

▶カルシウムが多く含まれる食品を摂るようにしましょう。

▶カルシウムの吸収にはビタミン D が必要です。

大腸切除術後

トラブル❶ 下痢

● 腸からの水分の吸収が減少することにより、軟便や下痢になることがあります。

対策
▶ 下痢しやすい食品を把握しましょう。自分にとってどんな食品が下痢しやすいかを知ることが大切です。

一般的に下痢を起こしやすい食品
▶ 揚げ物・ナッツ類など脂肪の多いもの
▶ こんにゃく・ごぼう、れんこんなど繊維の多いもの
▶ アルコール・炭酸飲料・香辛料などの刺激物
▶ 冷たい飲み物・牛乳・アイスクリームなど

● 水分の摂り方を工夫しましょう。ストーマをつけると、便とともに排泄される水分量が多くなり、脱水を起こす可能性があります。特に小腸ストーマの場合は気をつける必要があります。

● 一度に多量に水分を補給すると下痢を起こす可能性もあります。少量ずつ、こまめに補給しましょう。

トラブル❷ 便秘

● 腸の内容物を排泄したり、送り出す運動が弱まることで、便秘になることがあります。

対策
▶ 水分を多めに摂りましょう。適度な運動やマッサージでも排泄がないときは、主治医に相談しましょう。

トラブル❸ 頻便

● 便を貯留するはたらきが減少したり、失われたりすることにより、頻便になります。

対策
▶ 手術、特に直腸切除後では、便をためる機能がなくなっているため、頻便になります。徐々に軽快していきますが、コントロール困難なときは、主治医に相談しましょう。

PART

4

腹腔内ドレーン

イレウス・
腸閉塞

ストーマ

食事管理

薬の選び方

トラブル❹　排ガス

●ガスが気になる場合は食材選びや食べ方を工夫しましょう。すすったり、ストローを使ったり、食べるのが早い場合は、空気を飲み込みやすくなるので、ガスが発生しやすくなります。

ガスを発生しやすい食品

ごぼう・いも類・海草・きのこ・豆類・生野菜・ビール・炭酸飲料・チューイングガム　など

トラブル❺　便のにおい

●においの強いものをたくさん食べると、便のにおいが強くなるので注意しましょう。

便のにおいを強くする食品

にら・にんにく・玉ねぎ・ねぎ・肉類
アルコール・香辛料　など

便のにおいを抑える食品

りんご、みかん、バナナなどの果物
ヨーグルトや乳酸菌飲料などの発酵食品　など

Coffee break　"栄養のプロ"栄養士の力を借りよう ☕

　消化器の手術後の食事内容について、患者さんや家族は、「手術後は病院食だったけれど、帰ってからは何を食べてもよい？」「食材や調理方法は？」など、私たちが思っているよりも気にされています。退院前に栄養指導の予約をとって、栄養士に説明してもらいましょう。なかには栄養補助食品を追加したり、退院後に外来での栄養指導継続を希望される患者さんもいます。

① 鎮痛薬　腹痛、術後痛に

　疼痛には、アラキドン酸カスケードによる疼痛・炎症反応と、神経障害や慢性炎症などによって発生した痛み刺激による神経系疼痛があります。

　鎮痛薬は、疼痛・炎症反応の機序を理解し、どの部位に作用させるかで薬を選択します。急性期の疼痛・炎症であれば、NSAIDs やアセトアミノフェン、消化器手術であれば、古・新脊髄視床路からの上行伝導路を抑制するため、硬膜外麻酔やフェンタニルなどの静脈麻酔を併用したりしています。

鎮痛薬の作用イメージ

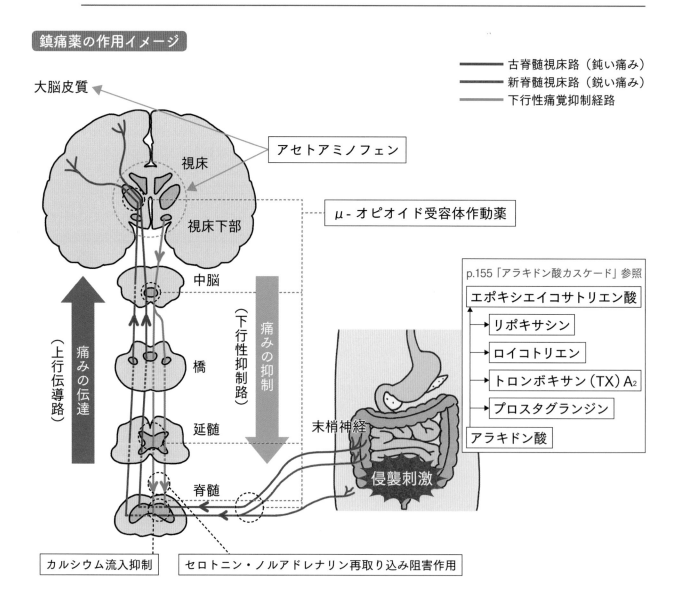

凡例：
- ━━━ 古脊髄視床路（鈍い痛み）
- ━━━ 新脊髄視床路（鋭い痛み）
- ━━━ 下行性痛覚抑制経路

大脳皮質

アセトアミノフェン

視床

視床下部

μ-オピオイド受容体作動薬

中脳

橋

延髄

脊髄

末梢神経

侵襲刺激

（上行伝導路）痛みの伝達

（下行性抑制路）痛みの抑制

p.155「アラキドン酸カスケード」参照

エポキシエイコサトリエン酸
→ リポキサシン
→ ロイコトリエン
→ トロンボキサン（TX）A_2
→ プロスタグランジン

アラキドン酸

カルシウム流入抑制

セロトニン・ノルアドレナリン再取り込み阻害作用

PART

4

腹腔内ドレーン

イレウス・腸閉塞

ストーマ

食事管理

薬の選び方

アラキドン酸カスケード

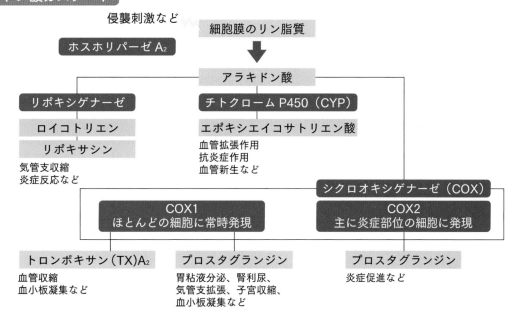

侵襲刺激など

ホスホリパーゼ A_2

細胞膜のリン脂質

↓

アラキドン酸

リポキシゲナーゼ

ロイコトリエン

リポキサシン

気管支収縮
炎症反応など

チトクローム P450（CYP）

エポキシエイコサトリエン酸

血管拡張作用
抗炎症作用
血管新生など

シクロオキシゲナーゼ（COX）

COX1
ほとんどの細胞に常時発現

COX2
主に炎症部位の細胞に発現

トロンボキサン(TX)A_2

血管収縮
血小板凝集など

プロスタグランジン

胃粘液分泌、腎利尿、
気管支拡張、子宮収縮、
血小板凝集など

プロスタグランジン

炎症促進など

アラキドン酸カスケードに対する鎮痛薬の作用

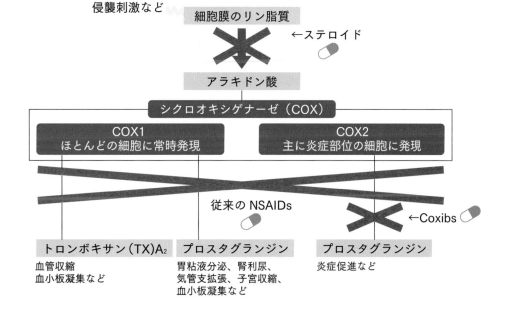

侵襲刺激など

細胞膜のリン脂質

←ステロイド

アラキドン酸

シクロオキシゲナーゼ（COX）

COX1
ほとんどの細胞に常時発現

COX2
主に炎症部位の細胞に発現

従来の NSAIDs

←Coxibs

トロンボキサン(TX)A_2

血管収縮
血小板凝集など

プロスタグランジン

胃粘液分泌、腎利尿、
気管支拡張、子宮収縮、
血小板凝集など

プロスタグランジン

炎症促進など

組織が障害されると、ホスホリパーゼ A_2 によって、細胞膜にあるリン脂質からアラキドン酸が放出されます。アラキドン酸はリポキシゲナーゼによりロイコトリエンやリポキサシンなどを合成するリポキシゲナーゼ経路、エポキシエイコサトリエン酸などを合成する CYP 経路、シクロオキシゲナーゼ（COX）によりトロンボキサンやプロスタグランジンなどを合成する COX 経路で代謝され、肺や消化管、腎臓などに影響します。COX には正常組織で常時発現して組織保護に作用する COX1 と主に炎症部位で誘導される COX2（消化管、腎、血管内皮の一部には常時発現あり）があります。

それとは別に、組織が障害されると末梢神経から脊髄を通り、上行伝導路を介して大脳皮質に痛みの刺激を伝えます。また視床下部から下行抑制路を通じて痛みの抑制も行っています。

1 NSAIDs

● NSAIDs はシクロオキシゲナーゼ（COX）活性を阻害し、トロンボキサンやプロスタグランジンの産生を抑制することで消炎鎮痛効果を発揮します。

● COX2 高選択的阻害薬は、COX1 を抑制しないため、消化器などの副作用が少ないといわれています。

	一般名	主な商品名	注意点・副作用
非選択性NSAIDs	ロキソプロフェンナトリウム水和物	ロキソニン	消化性潰瘍、喘息発作、腎機能障害
	フルルビプロフェン アキセチル	ロピオン	
	ジクロフェナクナトリウム	ボルタレン	
COX2 高選択的阻害薬（Coxibs）	セレコキシブ	セレコックス	非選択性よりは少ないが、消化性潰瘍、喘息発作、腎機能障害

2 非 NSAIDs

● アセトアミノフェンは、解熱効果と、視床と大脳皮質の痛覚閾値の上昇効果による鎮痛作用があります。

● 末梢の COX1 阻害作用はきわめて弱いため、抗炎症作用はほとんどありません。

一般名	主な商品名	注意点・副作用
アセトアミノフェン	カロナール、アセリオ	喘息発作、腎機能障害のリスクがNSAIDs より低い

3 オピオイド

● μ-オピオイド受容体に結合し、オピオイド作動性による上行伝導路の抑制を行います。

● トラマドール塩酸塩アセトアミノフェン（トラムセット）はオピオイド作動性による上行伝導路の抑制とアセトアミノフェンの鎮痛作用、さらに三環系抗うつ薬によるセロトニン・ノルアドレナリン再取り込み阻害作用を併せもちます。

一般名	主な商品名	注意点・副作用
トラマドール塩酸塩	トラマール	呼吸抑制やふらつき、蠕動抑制による悪心・嘔吐などがあるため、術後長期投与は注意が必要
トラマドール塩酸塩アセトアミノフェン	トラムセット	
ペンタゾシン	ペンタジン、ソセゴン	
ブプレノルフィン塩酸塩	レペタン	
フェンタニルクエン酸塩	フェンタニル	

※本書に記載している薬剤の情報は 2022 年 4 月現在のものです。使用にあたっては、個々の添付文書を常にご確認ください。

PART

4

腹腔内ドレーン

イレウス・
腸閉塞

ストーマ

食事管理

薬の選び方

4 その他

●慢性疼痛に移行した、神経障害性疼痛や心因性疼痛に対しては、NSAIDsやアセトアミノフェンでは効果が乏しいため、症状に合わせて薬を選択します。

	作用	一般名	主な商品	注意点・副作用
三環系抗うつ薬	下行性疼痛抑制系に作用	アミトリプチン塩酸塩	トリプタノール	口の渇き、立ちくらみ、便秘、排尿困難
下行性疼痛抑制系賦活型疼痛治療薬		ワクシニアウイウス接種家兎炎症皮膚抽出液	ノイロトロピン	胃部不快感
SSRI（選択的セロトニン再取り込み阻害薬）	セロトニン・ノルアドレナリン再取り込み阻害作用	パロキセチン塩酸塩水和物	パキシル	悪心・嘔吐、下痢、眠気、急な中止に伴う中断症状
SNRI（セロトニン・ノルアドレナリン再取り込み阻害薬）		デュロキセチン塩酸塩	サインバルタ	悪心・嘔吐、下痢、眠気、頻脈、高血圧、急な中止に伴う中断症状
抗てんかん薬	カルシウム流入抑制による、痛み伝達物質の放出低下	プレガバリン	リリカ	眠気、頭痛、めまい、体重増加、浮腫

注意！
NSAIDs の長期使用

　鎮痛薬でお手軽に処方されるNSAIDsですが、長期間服用すれば胃潰瘍や小腸潰瘍の発生頻度が増加します。また抗凝固薬や抗血小板薬の併用で、消化管出血のリスクが高くなるため、長期投与が必要な場合は抗潰瘍薬の予防投与が必要です。

　またNSAIDsと利尿薬、降圧薬のARB（アンジオテンシンⅡ受容体拮抗薬）、ACE（アンジオテンシン変換酵素）阻害薬の併用で急性腎不全のリスクが増大する報告もあるので、内服歴にも注意しましょう。

② 下痢治療薬（止痢薬）

　下痢の原因は多岐にわたるため、ていねいな問診が必要です。下痢は有害物質を排除するための生体防御機構の１つであるので、排便を止めるための安易な治療は避けましょう。まずは、皮膚ツルゴール反応などで脱水のチェックや、血液検査にて腎機能障害や低カリウム血症などの電解質異常の有無を評価して、治療を行います。

下痢治療薬の作用イメージ

- Ⓐ　アセチルコリン
- Ⓜ　ムスカリン
- Ⓢ　セロトニン
- 5HT　セロトニン5HT
- Ⓓ　ドパミン
- D2　ドパミンD2

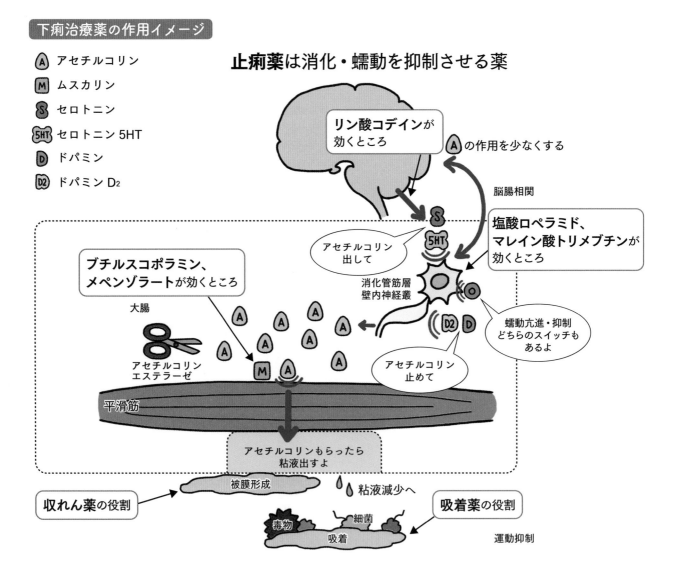

止痢薬は消化・蠕動を抑制させる薬

リン酸コデインが効くところ

Ⓐの作用を少なくする

脳腸相関

塩酸ロペラミド、マレイン酸トリメブチンが効くところ

アセチルコリン出して

消化管筋層壁内神経叢

ブチルスコポラミン、メペンゾラートが効くところ

大腸

アセチルコリンエステラーゼ

蠕動亢進・抑制どちらのスイッチもあるよ

アセチルコリン止めて

平滑筋

アセチルコリンもらったら粘液出すよ

収れん薬の役割

被膜形成

粘液減少へ

吸着薬の役割

毒物　細菌

吸着

運動抑制

PART

4

腹腔内ドレーン

イレウス・腸閉塞

ストーマ

食事管理

薬の選び方

健常人の腸管での分泌・吸収

分泌
唾液：約 1000mL
胃液：約 2000mL
胆汁：約 500mL
膵液：約 1000mL
小腸液：約 2000mL
大腸液：約 500mL

飲水
約 2000mL

吸収
小腸：6000 〜 8000mL
大腸：1000 〜 2000mL

排便
糞便中：100 〜 200mL

その他

不感蒸泄
800 〜 1000mL

排尿
1000 〜 1500mL

合計：約 9000mL

池西静江監修：コレがよく出る必修キーワード 解剖生理の総まとめ．照林社，東京，2015：82. を参考に作成

ここに注目！

周術期の IN-OUT

　絶飲食の場合でも、約 7000mL の消化液が出ています。イレウス・腸閉塞であれば、吸収される水分量が少なく、胃管やイレウス管が挿入されていれば、排液量も参考にする必要があります。術後であれば、ドレーン排液量や侵襲に伴う細胞外のサードスペースへの水分移行も考慮しなければいけません。

　OUT バランスが続き、循環血液量が少なくなると腎不全やショックなどの重大な合併症をまねく危険性があります。循環血液量を反映しているのが排尿量なので、0.5 〜 1.0mL/kg/ 時をめやすにチェックし（50kg の患者さんで 25 〜 50mL/ 時）、それに合わせて輸液の IN を考慮します。

1 整腸薬

腸内の有害菌の増殖を抑制し、腸内細菌叢を整える

	主な商品名	特徴
乳酸菌	ビオフェルミン	小腸から大腸にかけて生育し、乳酸を産生
ビフィズス菌	ラックビー	下部小腸から大腸にかけて生育し、乳酸と酢酸を産生
酪酸菌	ミヤ BM	大腸で芽胞を形成して生育し、酪酸を産生
乳酸菌・酪酸菌・糖化菌	ビオスリー	3 種の活性菌により小腸から大腸にはたらきかける

② 腸管蠕動抑制薬

腸管蠕動を抑制する

一般名	主な商品名	特徴	注意点
ロペラミド塩酸塩	ロペミン	オピオイド受容体に作用し、蠕動と分泌を強力に抑制する	習慣性があり長期使用は控える
コデインリン酸塩	リン酸コデイン	中枢に作用し、副交感神経を抑制することで蠕動と分泌を強力に抑制する	呼吸抑制に注意
トリメブチンマレイン酸塩	セレキノン	オピオイド受容体に作用し、交感神経＞副交感神経のときは蠕動を抑制し、副交感神経＞交感神経のときは蠕動を亢進するため、過敏性腸症候群によい適応	便秘、下痢、口渇、発疹、かゆみなど

③ 抗コリン薬

腸管粘膜を保護し刺激を緩和させる

一般名	主な商品名	特徴	注意点
ブチルスコポラミン臭化物	ブスコパン	▶ムスカリン受容体に作用し、蠕動と分泌を抑制する。腹痛を伴う下痢に有用	眼圧上昇、心疾患、排尿障害、イレウス・腸閉塞など副作用に注意が必要
メペンゾラート臭化物	トランコロン	▶メペンゾラート（トランコロン）は過敏性腸症候群（下痢型）によい適応	

④ 収れん薬

腸管粘膜を保護し刺激を緩和させる

一般名	主な商品名	特徴	注意点
タンニン酸アルブミン	タンニン酸アルブミン	アルブミンと結合し不溶性化合物の被膜を形成し、粘膜を保護する	食欲不振やアレルギーの報告があり、アナフィラキシーに注意

⑤ 吸着薬

腸管粘膜を保護し刺激を緩和させる

一般名	主な商品名	特徴	注意点
天然ケイ酸アルミニウム	アドソルビン	不溶性の粉末が毒物、細菌、ガスなどを吸着して、粘膜を保護する	ビタミン、ミネラル、酵素や薬剤も吸着することから、長期使用は控える

❸ 便秘治療薬

便秘とは、「**本来体外に排出すべき糞便を十分量かつ快適に排出できない状態**」といわれています[1]。2、3日出なくても大丈夫！などと考えるのは危険です。

便秘治療薬（下剤）は、下痢の病態に似せて排便を促す薬が多いです。

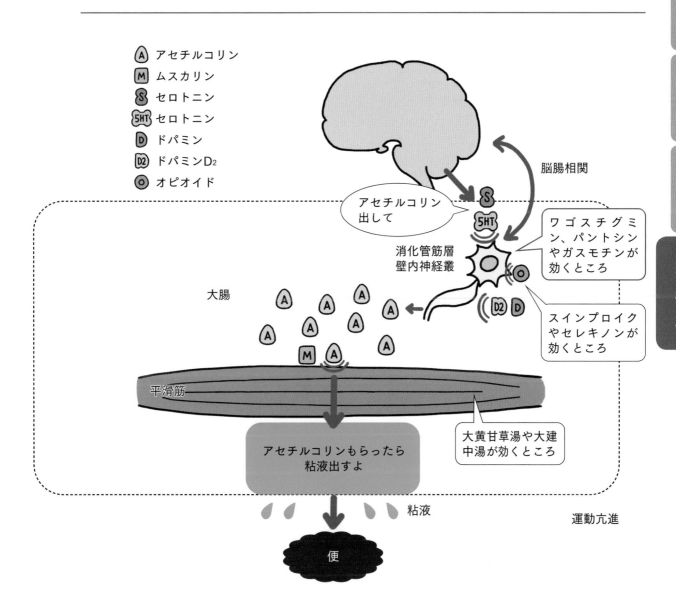

文献

1）日本消化器病学会関連研究会 慢性便秘の診断・治療研究会編：慢性便秘症診療ガイドライン 2017. 南江堂, 東京, 2017.

161

浸透圧性下剤

抗浸透圧性物質に
多量の水を引き込ませる

上皮機能変容薬

小腸

小腸粘膜に作用し、
腸管内に水を分泌させる

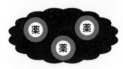

膨張性下剤

コロイド液となり、
便の容積を増やして
排便を促す

刺激性下剤

大腸

大腸や直腸で、
腸管蠕動を亢進させる

1 浸透圧性下剤

高浸透圧性物質により腸管内に多量の水が引き込まれる

	一般名	主な商品名	特徴	注意点
塩類下剤	酸化マグネシウム	酸化マグネシウム、マグミット	吸収しにくいマグネシウムにて、大腸壁から水分を奪い、糞便を軟化・増大させる	高マグネシウム血症、高齢者や腎機能が低下している患者に注意
糖類下剤	ラクツロース	モニラック	消化吸収されず大腸へ移動し、腸内細菌によって分解され乳酸や酢酸を発生させ、大腸壁から水分を奪い、糞便を軟化・増大させる	ラクツロースは、腸管内のアンモニア吸収を阻害することから肝性脳症に用いられるが、慢性便秘症に対する保険適用はない
	D-ソルビトール	ウロマチック		

2 上皮機能変容薬

小腸に作用し、水分分泌を促進させる

一般名	主な商品名	特徴	注意点
ルビプロストン	アミティーザ	小腸に作用し、水分分泌を促進させ、糞便を軟化・増大させる	悪心やコントロール困難で下痢となる場合がある
リナクロチド	リンゼス		

PART

4

腹腔内ドレーン

イレウス・
腸閉塞

ストーマ

食事管理

薬の選び方

３ 刺激性下剤

粘膜を化学的に刺激して蠕動亢進と、分泌促進を促す

	一般名	主な商品名	特徴	注意点
ジフェノール誘導体	ピコスルファートナトリウム水和物	ラキソベロン	消化吸収されず大腸へ移動し、腸内細菌によって分解され、水分吸収阻害により糞便を軟化させ、プロスタグランジン増加により蠕動亢進を促す	腹痛、脱水、電解質異常など、長期間投与は避ける
	ビサコジル	テレミンソフト		
アントラキノン系誘導体	センナ	アローゼン	消化吸収されず大腸へ移動し、腸内細菌によって分解され、腸管神経叢を刺激して蠕動亢進を促す	アルカリ尿で褐色尿や連用により大腸黒皮症（偽メラノーシス）となる
	センノシド	プルゼニド		
胆汁酸トランスポーター阻害薬	エロビキシバット	グーフィス	回腸末端で吸収される胆汁酸を吸収阻害することで、大腸管腔内での水分排泄を促し、腸管蠕動を亢進させる	食前に投与
漢方薬	大黄甘草湯エキス	大黄甘草湯	大黄の成分で腸管神経叢を刺激して蠕動を促し、甘草は平滑筋のけいれん抑制作用があるため腹痛を調整する	食前に投与、長期投与で偽アルドステロン症による低カリウム血症をきたす
浣腸薬、坐剤	グリセリン	グリセリン浣腸	グリセリンは腸管からの粘液と水分排泄を促し、腸管蠕動を亢進させる	硬便による排便困難な場合、腸管穿孔を引き起こすことがある
	ビサコジル	テレミンソフト	直腸粘膜を刺激し、排便反射を起こして排便を促す	硬便による排便困難な場合、腸管穿孔を引き起こすことがある、妊婦・産婦には原則禁忌
	炭酸水素ナトリウム・無水リン酸二水素ナトリウム	レシカルボン	腸管内で炭酸ガスを発生させ、蠕動を亢進させる	下腹部痛や残便感を感じることがある

> **注意！**
> **刺激性下剤の長期使用**
>
> 　刺激性下剤、特にお手軽に処方されるアントラキノン系は長期間の服用により耐性が出現し、さらに腸管運動の低下や腸管拡張・伸長を引き起こし、逆に難治性便秘になることがあるので注意が必要です。また、長期服用により大腸偽メラノーシスを引き起こし、大腸腺腫や大腸癌のリスクとなる可能性があるので、他の下剤の効果が不十分な場合に、短期間で使用するようにしましょう。

4 膨張性下剤

消化吸収されずコロイド液になり、便の容積を増やして物理刺激により排便を促す

一般名	主な商品名	特徴	注意点
カルメロースナトリウム	バルコーゼ	過敏性腸症候群に有用である	高カルシウム血症になることがあり、腎結石症例には原則禁忌
ポリカルボフィルカルシウム	コロネル、ポリフル		

5 腸管蠕動促進薬

収縮力低下などの機能性便排出障害には、副交感神経を刺激して蠕動を促進させる

	一般名	主な商品名	特徴	注意点
副交感神経刺激剤	ネオスチグミン臭化物	ワゴスチグミン	副交感神経を刺激する	コリン作動性クリーゼを起こすことがある
	パンテチン	パントシン		
	モサプリドクエン酸塩水和物	ガスモチン	セロトニン（5HT4）受容体を刺激してアセチルコリンを遊離させ、蠕動を促進させる	肝障害など、基本的に2週間投与、その後必要性を検討

6 漢方薬

腸管の血流をよくすることで、蠕動を促進させる

主な商品名	特徴	注意点
大建中湯	腸管血流を増加させることで、蠕動を亢進する	食前に投与

7 経口末梢性オピオイド受容体拮抗薬

腸管にあるオピオイド受容体を拮抗することで、オピオイド薬による便秘を改善する

一般名	主な商品名	特徴	注意点
ナルデメジン	スインプロイク	中枢のオピオイド受容体には作用せず、腸管のみに作用するため鎮痛作用には影響しない	下痢や過量投与にてオピオイド離脱症候群（不安、悪心・嘔吐、発汗など）が起こる場合がある
マレイン酸トリメブチン	セレキノン	オピオイド受容体に作用し、交感神経＞副交感神経のときは蠕動を抑制し、副交感神経＞交感神経のときは蠕動を亢進するため、過敏性腸症候群によい適応	口渇や発疹などが起こる場合がある

PART

4

腹腔内ドレーン

イレウス・腸閉塞

ストーマ

食事管理

薬の選び方

④ 制吐薬

近年ではがん薬物療法に伴い、副作用である悪心・嘔吐に対する適切な薬剤選択が重要になってきています。

PART1に登場した悪心・嘔吐のメカニズムの図（p.9）を、もう少し詳しくみてみましょう。

悪心・嘔吐のメカニズム

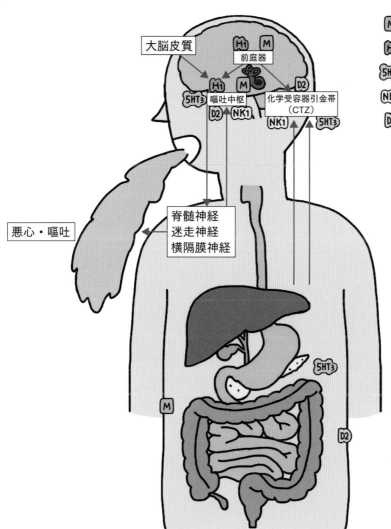

M　ムスカリン受容体

H1　ヒスタミンH1受容体

5HT3　セロトニン5HT3受容体

NK1　ニューロキニンNK1受容体

D2　ドパミンD2受容体

- 悪心を引き起こすスイッチ（受容体）がいくつかあり、上部消化管のセロトニン（5HT3）受容体、CTZ にあるセロトニン（5HT3）受容体、ニューロキニン（NK1）受容体、ドパミン（D2）受容体や、前庭器にあるヒスタミン（H1）受容体、ムスカリン（M）受容体が複合的に刺激され、嘔吐中枢のスイッチが押されることで悪心・嘔吐が誘発されます。
- 拮抗するスイッチの違いで薬の種類が異なります。スイッチを拮抗する以外にも、原因となる刺激を抑える薬を使います。
- ムスカリン（M）受容体拮抗薬は、アセチルコリンの作用を抑える抗コリン作用を表すため、眼圧上昇、排尿障害、心不全、イレウス・腸閉塞など副作用に注意が必要です。

分類	一般名	主な商品名
ドパミン受容体（D2）拮抗薬 元・第1選択薬	塩酸メトクロプラミド	プリンペラン
	ドンペリドン	ナウゼリン
	イトプリド塩酸塩	ガナトン
抗ヒスタミン薬（プロピルアミン系）	クロルフェニラミンマレイン酸塩	ポララミン
セロトニン受容体（5HT3）拮抗薬 第1選択薬	アゼセトロン	セロトーン（販売中止）
	インジセトロン塩酸塩	シンセロン
	オンダンセトロン	ゾフラン（販売中止）
	グラニセトロン塩酸塩	カイトリル
	ラモセトロン塩酸塩	ナゼア
	パロノセトロン塩酸塩	アロキシ
ニューロキニン（NK1） 受容体拮抗薬 新しい薬	アプレピタント	イメンド
	ホスアプレピタントメグルミン	プロイメンド
副腎皮質ステロイド	デキサメタゾン	デカドロン
	メチルプレドニゾロンコハク酸エステルナトリウム	ソルメドロール
抗不安薬（ベンゾジアゼピン系）	アルプラゾラム	コンスタン、ソラナックス
	ロラゼパム	ワイパックス
抗精神病薬（ドパミン受容体（D2）拮抗作用）：フェノチアジン系	プロクロルペラジンマレイン酸塩	ノバミン
	クロルプロマジン	コントミン
	クロルプロマジンフェノールフタリン酸塩	ウインタミン
抗精神病薬（ドパミン受容体（D2）拮抗作用）：ブチロフェノン系	ハロペリドール	セレネース
抗精神病薬（ドパミン受容体（D2）拮抗作用）：ベンズイソオキサゾール系	リスペリドン	リスペリドン、リスパダール
抗精神病薬（多受容体（ドパミン（D2）、ヒスタミン（H1）、セロトニン（5HT3））拮抗作用	オランザピン	オランザピン、ジプレキサ
ムスカリン（M）受容体拮抗薬	ブチルスコポラミン臭化物	ブスコパン
	ピレンゼピン塩酸塩	ピレンゼピン

制吐薬の
副作用
頭痛、眠気、便秘、パーキンソン症候群やアカシジア（特にドパミン受容体（D2）拮抗薬）など

PART

4

腹腔内ドレーン

イレウス・腸閉塞

ストーマ

食事管理

薬の選び方

⑤ 胃薬

　胃薬は、日常診療で最も目にする機会の多い薬剤の１つです。胃酸分泌機序の解明とともに、H₂ ブロッカー（H₂ 受容体拮抗薬）、PPI（プロトンポンプ阻害薬）が治療の中心を担っています。

　最近はより強力かつ迅速で安定した効果が望める P-CAB（カリウムイオン競合型アシッドブロッカー）が登場しました。胃酸分泌の機序を確認しながら、どの薬がどこに作用するかをみていきましょう。

　その他にも、胃粘膜保護薬や消化管機能改善薬などの種類がありますので、それぞれの特徴を確認しましょう。

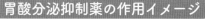

胃酸分泌抑制薬の作用イメージ

- Ⓐ アセチルコリン
- Ⓜ ムスカリン
- Ⓗ ヒスタミン
- Ⓖ ガストリン
- Ⓢ セロトニン
- 5HT セロトニン 5HT
- Ⓓ ドパミン
- D2 ドパミン D2
- Ⓟ ペプシノゲン
- PE ペプシン

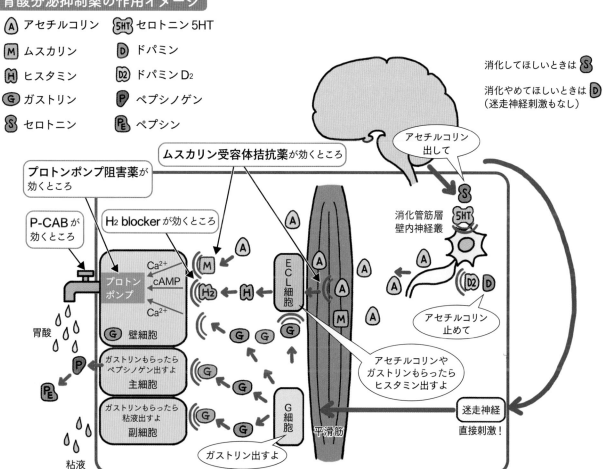

Ⓖ Ⓜ が結合されると ➡ Ca²⁺ がプロトンポンプのスイッチを押して胃酸が出る

Ⓗ₂ が結合されると ➡ cAMP がプロトンポンプのスイッチを押して胃酸が出る

胃散分泌の機序を詳しくみていきましょう。そのうえで、どの薬がどこに作用するかを理解することが大事です。

●食べ物が胃に入ると、迷走神経刺激により胃の G 細胞が刺激されガストリンが放出され、主細胞からペプシノーゲン、副細胞から粘液が分泌されます。壁細胞にはたらくと、情報伝達物質の Ca^{2+}（カルシウムイオン）がプロトンポンプのスイッチを押して胃酸を出します。

●それとは別に、ガストリンは ECL 細胞を刺激して、ヒスタミンを放出します。ヒスタミンが壁細胞の H_2 受容体を刺激することで、細胞内で情報伝達物質の cAMP（サイクリック AMP）がプロトンポンプのスイッチを押して胃酸を出します。

●迷走神経の G 細胞直接刺激以外では、セロトニンが 5HT 受容体を刺激し、消化管筋層壁内神経叢からアセチルコリンを放出します。

●アセチルコリンが、ガストリンと同様に ECL 細胞を刺激するルートと、アセチルコリンが壁細胞のムスカリン受容体を刺激することで、情報伝達物質の Ca^{2+} がプロトンポンプのスイッチを押して胃酸を出します。

1 胃酸分泌抑制薬 　胃酸の量を減らして攻撃を抑える

H_2 ブロッカー（H_2 受容体拮抗薬）
H_2の結合を阻害して酸分泌を抑制する

排泄	一般名	主な商品名	特徴	注意点
腎排泄	シメチジン	タガメット	▶元・第 1 選択薬 ▶即効性がある ▶夜間の酸分泌の抑制力強い	▶H. pylori 除菌後の呼気試験までは必須
	ラニチジン	ザンタック（販売中止）		
	ファモチジン	ガスター		
	ロキサチジン酢酸エステル塩酸塩	アルタット		
	ニザチジン	アシノン		
胆汁排泄	ラフチジン	プロテカジン		

注意！
胃酸分泌抑制薬の長期使用
　PPI の長期服用により、死亡リスクが高まる報告があります。肺炎や CD（Clostridium difficile）腸炎のリスクが高まり、また骨粗鬆症のリスク上昇や、心血管疾患、胃腸の悪性腫瘍、慢性腎臓病に関連した死亡率増加の報告もあり、H_2 ブロッカーへの変更など必要ない長期服用に注意しましょう。

PART
4

腹腔内ドレーン

イレウス・腸閉塞

ストーマ

食事管理

薬の選び方

PPI（プロトンポンプ阻害薬）

プロトンポンプに結合して酸分泌を抑制する

排泄	一般名	主な商品名	特徴	注意点
胆汁排泄	オメプラゾールナトリウム	オメプラール	▶強力 ▶消化性潰瘍の現・第1選択薬	▶食後は効果が弱い ▶個人差がある ▶効果が出るまで3〜5日かかる ▶夜間の酸分泌を十分に抑制できない ▶H. pylori 除菌後の呼気試験までは使えない
	ランソプラゾール	タケプロン		
	ラベプラゾールナトリウム	パリエット		
	エソメプラゾールマグネシウム水和物	ネキシウム		

P-CAB（カリウムイオン競合型アシッドブロッカー）

プロトンポンプにあるKイオンを直接阻害して酸分泌を抑制する

排泄	一般名	主な商品名	特徴	注意点
腎排泄	ボノプラザンフマル酸塩	タケキャブ	▶新しい ▶食後でも効果を発揮 ▶個人差が少ない ▶効果が早い ▶夜間の酸分泌の抑制力が強い	▶軟便、下痢、味覚症状、腹部膨満感、悪心、発疹、かゆみなど ▶ジゴキシンなどの強心薬との併用で、強心薬の血中濃度が上昇し中毒になる可能性 ▶抗菌薬のクラリスロマイシンや抗真菌薬のイコナゾールなどの併用で、この薬の血中濃度が上昇する可能性

ムスカリン受容体拮抗薬

胃のムスカリン受容体をブロックする

排泄	一般名	主な商品名	特徴	注意点
胆汁排泄	ブチルスコポラミン臭化物	ブスコパン	ムスカリン受容体をブロックすることで、アセチルコリンの作用を抑える	胃以外での、アセチルコリンの作用を抑えてしまうため、眼圧上昇、心疾患、排尿障害、イレウス・腸閉塞などに注意が必要
	ピレンゼピン	ピレンゼピン塩酸塩		

胃酸分泌薬抑制薬の
副作用

▶薬相互作用（吸収効率変化）：併用薬剤の効果が増減することがある

▶高ガストリン血症：抑制されることで、出そうとする反応のためガストリン分泌が進む
ECL細胞過形成により神経内分泌腫瘍発生の可能性

▶感染：殺菌作用低下により腸炎や肺炎が増加する

▶下痢：水溶性下痢が起こることがある

② 制酸薬

胃酸の攻撃力を抑える

●ナトリウム、アルミニウム、カルシウム、マグネシウム、亜鉛を含む薬剤の一部は、**胃酸を中和する作用**があり、潰瘍などの病巣を保護する作用も期待されます。

分類	一般名	主な商品名
ナトリウム	炭酸水素ナトリウム	重曹
	アルギン酸ナトリウム	アルロイドG
アルミニウム	スクラルファート水和物	アルサルミン、スクラルファート
マグネシウム	酸化マグネシウム	酸化マグネシウム、マグミット
アルミニウム＋マグネシウム	乾燥水酸化アルミニウムゲル・水酸化マグネシウム	マーロックス
カルシウム	沈降炭酸カルシウム	沈降炭酸カルシウム
亜鉛	ポラプレジンク	プロマック

制酸薬の
副作用

▶薬相互作用（吸収効率変化）：併用薬剤の効果が増減することがある
▶腎機能障害には使用できない場合がある
▶下痢する場合がある

③ 胃粘膜保護薬（防御因子増強薬）

粘膜の防御を強める

一般名	主な商品名	特徴	注意点
レバミピド	ムコスタ	粘液産生や分泌促進を促す	潰瘍の予防、治療効果としては乏しい
テプレノン	セルベックス		
エカベトナトリウム水和物	ガストローム	組織修復を促す	
アズレンスルホン酸ナトリウム水和物・L-グルタミン	マーズレン		
ミソプロストール	サイトテック	プロスタグランジン製剤：NSAIDs使用で粘膜防御因子のプロスタグランジンが低下することによる潰瘍を予防する	

PART

4

腹腔内ドレーン

イレウス・腸閉塞

ストーマ

食事管理

薬の選び方

4 消化管運動機能改善薬

消化管の運動を強める

●5大症候のほかにも、胸やけ、胃痛、腹部膨満感、食欲不振などは一般診療で最も多く看る症候でもあります。

消化管運動機能改善薬の作用イメージ

- Ⓐ アセチルコリン
- Ⓜ ムスカリン
- Ⓗ Ⓗ₂ ヒスタミン H_1, H_2
- Ⓖ ガストリン
- Ⓢ セロトニン
- ⓃⓀ₁ ニューロキニン NK_1
- Ⓓ ドパミン
- Ⓓ₂ ドパミン D_2
- Ⓞ オピオイド
- Ⓟ ペプシノゲン
- Ⓟₑ ペプシン

消化管の運動を亢進するスイッチは、迷走神経が直接刺激するほかに、セロトニンが5HT受容体を刺激しアセチルコリンが放出され、そのアセチルコリンがムスカリン受容体を刺激する流れが一般的です。逆に運動を抑制するには、ドパミンが D_2受容体を刺激し、アセチルコリンの放出を抑制することで起こります。

消化管運動機能改善薬はどのスイッチを押すかで作用が異なるので、詳しくみていきましょう。

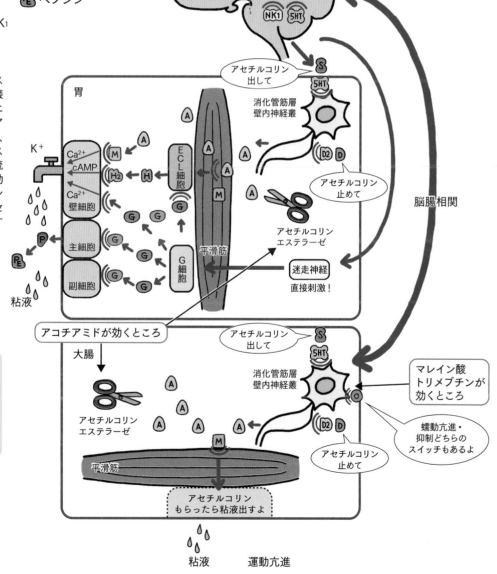

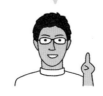

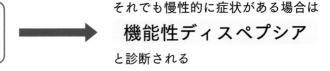

H. pylori 菌の除菌されている内視鏡検査で
消化性潰瘍などの器質的疾患がない

➡️ それでも慢性的に症状がある場合は
機能性ディスペプシア
と診断される

副交感神経から**アセチルコリンが遊離され**、消化管のムスカリン（M）受容体に結合して、**蠕動**
が起こる

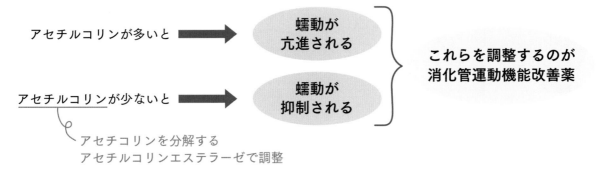

アセチルコリンが多いと ➡️ 蠕動が
亢進される

アセチルコリンが少ないと ➡️ 蠕動が
抑制される

これらを調整するのが
消化管運動機能改善薬

アセチコリンを分解する
アセチルコリンエステラーゼで調整

ドパミン（D_2）受容体を阻害する薬
アセチルコリンを出さない信号を止める

- 図の D_2 スイッチをブロックします。消化管筋層神経叢の D_2 以外にも脳の D_2 にも作用します。
- CTZ と嘔吐中枢の間には脳血管関門（blad brain barirer：BBB）があり、BBB を通過して D_2 受容体を阻害すると、錐体外路症状が出現することもあり、BBB を通過するかしないかも選択のポイントになります。

一般名	主な商品名	特徴	注意点
メトクロプラミド	プリンペラン	▶胃や十二指腸に存在するドパミン（D_2）受容体を阻害することで、アセチルコリンが遊離され、ムスカリン（M）受容体のスイッチを押して蠕動を促進する ▶脳の CTZ にも作用することで、悪心・嘔吐も抑制する	アカジアなどの錐体外路症状に注意
ドンペリドン	ナウゼリン	メトクロパミド同様の作用、脳血液関門の外にある CTZ に作用するが、脳血液関門を通りにくいため、錐体外路症状は少ない	嘔気、下痢、腹痛、女性化乳房など
イトプリド塩酸塩	ガナトン	▶アセチルコリンエステラーゼ阻害作用を有するため、アセチルコリンを遊離し分解を抑制するドパミン（D_2）受容体拮抗薬 ▶脳血液関門の外にある CTZ に作用するが、脳血液関門を通りにくいため、錐体外路症状は少ない	嘔気、便秘、下痢、発疹など

PART

4

腹腔内ドレーン

イレウス・腸閉塞

ストーマ

食事管理

薬の選び方

セロトニン受容体に作用する薬

5HTスイッチを刺激したり阻害することで、アセチルコリンの量を調節する

	一般名	主な商品名	特徴	注意点
セロトニン（5HT4）受容体を作動させる薬	モサプリドクエン酸塩水和物	ガスモチン	セロトニン（5HT4）受容体を刺激してアセチルコリンを遊離させ、蠕動を促進させる	肝障害など、基本的に2週間投与、その後必要性を検討
セロトニン（5HT3）受容体を阻害する薬	ラモセトロン塩酸塩	イリボー	▶セロトニン（5HT3）受容体刺激は、蠕動を促進と、水分分泌も調節している。そのため5HT3受容体を阻害することで、蠕動亢進や下痢を改善させる ▶大腸痛覚伝達も抑制し、腹痛も改善することから、下痢型過敏性腸症候群のよい適応となる	腹部膨満感、便秘

オピオイド受容体に作用する薬

消化管筋層壁内神経叢のオピオイド受容体に作用し、アセチルコリンの量を調節する

一般名	主な商品名	特徴	注意点
トリメブチンマレイン酸塩	セレキノン	オピオイド受容体に作用し、交感神経＞副交感神経のときは蠕動を抑制し、副交感神経＞交感神経のときは蠕動を亢進するため、過敏性腸症候群によい適応	便秘、下痢、口渇、発疹、かゆみなど

アセチルコリンエステラーゼを阻害する薬

出したアセチルコリンを多く残す薬

一般名	主な商品名	特徴
アコチアミド塩酸塩水和物	アコファイド	アセチルコリン分解を行うアセチルコリンエステラーゼを阻害することで、蠕動を促進する

漢方薬

胃排出促進および胃適応弛緩を改善させ、摂食促進ホルモンを分泌促進させる

主な商品名	特徴
六君子湯	▶セロトニン（5HT3）受容体を刺激し、排出や弛緩などの胃の運動を改善させる ▶セロトニン（5HT2B、5HT2C）受容体を阻害して、グレリン分泌を促進することで、食欲不振が改善される

Coffee break 古くて新しい薬、漢方薬

　大昔から使われてきましたが、機序がわからなかったり、データが少なくて敬遠されがちだった漢方薬ですが、近年では研究が進みエビデンスが蓄積してきているので、世界でも注目されてきています。

本書に登場する主な略語

略語	フルスペル	日本語

A

Ad	adrenaline	アドレナリン
ADL	activities of daily living	日常生活動作
ALT	alanine aminotransferase	アラニンアミノトランスフェラーゼ
AMY	amylase	アミラーゼ
AST	aspartate aminotransferase	アスパラギン酸アミノトランスフェラーゼ

B

BBB	blad brain barirer	脳血管関門
B-RTO	balloon occluded retrograde transvenous obliteration	バルーン閉塞下逆行性経静脈的塞栓術
BSC	best supportive care	がんに対する積極的治療を行わずに症状緩和の治療のみを行うこと
BUN	blood urea nitrogen	血中尿素窒素

C

COX	cyclooxygenase	シクロオキシゲナーゼ
CPA	costophrenic angle	肋骨横隔膜角
Cr	creatinine	クレアチニン
CRP	C-reactive protein	C反応性タンパク
CTR	cardio thoracic ratio	心胸郭比
CTZ	chemoreceptor trigger zone	化学受容器引金帯
CT	computed tomography	コンピュータ断層撮影

D

DIC	disseminated intravascular coagulation	播種性血管内凝固症候群
DOA	dopamine	ドパミン
DOB	dobutamine	ドブタミン

E

EIS	endoscopic injection sclerotherapy	内視鏡的静脈瘤硬化療法
EMR	endoscopic mucosal resection	内視鏡的粘膜切除術
ENPD	endoscopic nasopancreatic drainage	内視鏡的経鼻膵管ドレナージ術
EPS	endoscopic pancreatic stenting	内視鏡的膵管ステント留置術
ERCP	endoscopic retrograde cholangiopancreatography	内視鏡的逆行性胆管膵管造影
ESD	endoscopic submucosal dissection	内視鏡的粘膜下層剥離術
EST	endoscopic sphincterotomy	内視鏡的乳頭切開術
EVL	endoscopic variceal ligation	内視鏡的静脈瘤結紮療法

F

FDG	18F-fluorodeoxyglucose	フルオロデオキシグルコース

G

GIST	gastrointestinal stromal tumor	消化管間質腫瘍

GOT	glutamic oxaloacetic transaminase	アスパラギン酸アミノトランスフェラーゼ
GPT	glutamic pyruvic transaminase	アラニンアミノトランスフェラーゼ

I

IADL	instrumental activities of daily living	手段的日常生活動作

M

MRCP	magnetic resonance cholangiopancreatography	MR 胆管膵管撮影
MRI	magnetic resonance imaging	磁気共鳴画像法

N

NASH	nonalcoholic steatohepatitis	非アルコール性脂肪肝炎
NBI	narrow band imaging	狭帯域光観察
NET	neuroendocrine tumor	膵神経内分泌腫瘍
NOA	noradrenaline	ノルアドレナリン
NSAIDs	non-steroidal antiinflammatory drugs	非ステロイド性抗炎症薬

P

PD	pancreaticoduodenectomy	膵頭十二指腸切除術
PET	positron emission tomography	陽電子放出断層撮影
PFM	patient flow management	入退院支援管理システム
POEM	per-oral endoscopic myotomy	経口内視鏡的筋層切開術
PPI	proton pump inhibitor	プロトンポンプ阻害薬

R

RFA	radiofrequency ablation	経皮的ラジオ波焼灼術
RRS	rapid response system	院内迅速対応システム

S

SMT	submucosal tumor	粘膜下腫瘍
SNRI	serotonin-noradrenalin reuptake inhibitor	セロトニン・ノルアドレナリン再取り込み阻害薬
SOFA	Sequential (Sepsis-Related) Organ Failure Assessment	
SSI	surgical site infection	手術部位感染
SSRI	selective serotonin reuptake inhibitor	選択的セロトニン再取り込み阻害薬

T

TACE	transcatheter arterial chemoembolization	肝動脈化学塞栓療法
TAI	transcatheter arterial infusion	肝動注化学療法
TG	triglyceride	中性脂肪
TP	total protein	総タンパク
TX	thoromboxane	トロンボキサン

W

WDHA	watery diarrhea hypokalemia and achlorhydria syndrome	水様下痢低カリウム血症無胃酸症候群

索　引

まるごと図解　消化器の見かた

2022 年 6 月 1 日　第 1 版第 1 刷発行

著　者　山本　誠士
発行者　有賀　洋文
発行所　株式会社 照林社
〒112－0002
東京都文京区小石川2丁目3－23
電話　03－3815－4921（編集）
　　　03－5689－7377（営業）
https://www.shorinsha.co.jp/
印刷所　共同印刷株式会社

検印省略（定価はカバーに表示してあります）
ISBN978-4-7965-2562-6
©Masashi Yamamoto/2022/Printed in Japan